66

운동독학,
누구나 쉽고 전문적으로

핏블리가 존재하는 이유이며,
우리가 창조하고자 하는 **미래**입니다.

99

핏블리

여성운동 전략집

유튜브 댓글로 보는
핏블리 생리학 이론의 힘

SO S*   규칙적인 식습관과 적절한 운동이 필요하다는건 당연한 이야기지만, 인슐린 저항성을 설명해주시면서 "왜" 그게 도움이 되는지 몸이 어찌 반응하게 되는지 알게 되니 훨씬 더 동기부여가 돼요.

EVELYN*   식단만 하다가 그냥 일반식 병행하고 웨이트 해서 6개월 동안 12키로 감량했어요!! 핏블리님 영상 보면서 다이어트하고 있는데 이런 지식도 알려주셔서 너무 좋아요. 감사합니다.

SOO수*   요새 근무를 나이트 전담하면서 야간근무만 하다보니까 체력도, 식욕도 안잡히고 운동할 시간도 못 만들어서 너무 힘들고 그랬는데!!! 야간근무자는 그럴수 있고 어떻게 해야 한다고 알려주셔서 너무 좋아요.

렝*   교대 근무만 7년 찬데 너무 유익하게 봤습니다. 교대근무자로 항상 고민이었는데 드디어 해결되는 것 같네요!! 좋은 영상 감사합니다~~

웃어야복이와*   역시 운동을 알려면 생리학을 알아야 제대로 된 운동을 할 수 있다.

고로롱하랑*   진짜 핵심만 콕콕 귀에 쏙쏙 들어와서 좋아요^^
              비만에서 처음엔 저강도 유산소와 식단조절로 반년 그리고 반년
              동안 맨몸 근력 운동과 유산소 그렇게 하고 나니 정상체중으로
              돌아가더라구요.

전희*   정말 저한테 필요했던 컨텐츠에요!!! 간호사로 일 하면서 진짜
              식단이랑 더군다나 운동 진짜 못하겠더라구요ㅠㅠㅠ

코팬채*   이정도로 퍼펙트하게 정리해 줬는데, 안한다면 그냥 변할 마음이
              없는 거 아닐까요..

시간은금이라고* 고도비만으로 건강이 나빠지고 자존감도 많이 떨어져서 운동과
              식단하면서 6개월하니 16kg 건강하게 뺐어요. 알려주신 내용이
              너무너무 공감되네요!! 언제나 잘 알려주셔서 감사합니다.

진주사는재*   와!! 어렵고 항상 궁금해하던 내용인데 이렇게 깔끔하게ㅠㅠㅠ

잘 정리해주셨네요. 정말 감사합니다~!

레브 levele* 저는 헬스하는 사람도 아니고 그냥 다이어트 정보 알아보다가
찾게 되었는데, 너무 재밌어요. 원리와 기전 설명을 정말정말
잘해주시네요. 쏙쏙 들어와요. 구독합니다!

래플 한번* 영상 정리 진짜 잘하신 듯... 개인적으로 다이어트 지식 영상
중에서 최고라 생각합니다!

킥리Kickle** 너무 이해가 잘 되게 천천히 설명해 주셔서 감사합니다.
정말 좋은 내용이고 다이어트나 운동을 하시는 분들이 모두들
알았으면 하는 내용이에요.

H Shi* 진짜 유익해요. 요즘 매일 80분 내외 유산소 + 웨이트 하는데..
근육이 잘 안 붙는거예요. 오히려 근육이 빠지고 있어서 뭐지
싶었는데, 완전 이해됐어요.

똥* 예전에 15년 전에 운동할 때 웨이트 빡세게 한 시간 유산소

한시 간 다이어트한답시고 운동 후 아무것도 안 먹고 몸무게는
줄었고 몸은 슬림 해졌지만 운동 목적이 틀렸네요.. 근육량은
빠진다는걸,, 지금은 운동 후 먹긴 하는데 이 영상 보고 또
배워가네요..

박민*   군대에서 핏블리님이 쓰신 책을 읽고 알게 되었어요. 운동에
완전 관심도 없고 어떻게 하는지도 몰랐는데, 핏블리님 덕분에
지금 군대 내에서 몸 좋은 선임으로 이미지가 바뀌었습니다.
항상 좋은 영상 감사합니다.

CONTENTS

프롤로그

1장. 여성과 운동   17p

여성과 운동 | 유산소 운동의 장점과 종류
근력운동의 장점과 종류 | 완경기 이후와 골밀도의 중요성

2장. 여성의 기관과 신체 변화   29p

여성 기관에 대한 이해 | 여성의 2차 성징 | 성인기 여성
임신과 출산 | 완경기 및 갱년기 | 완경기 이후 신체변화

3장. 생리에 대한 모든 것   41p

생리와 월경 주기에 대한 정의 | 생리 전 증후군
생리통과 여성질환 | 자궁내막증 | 자궁근종 | 다낭성 난소증후군

4장. 여성 호르몬과 월경 주기   53p

호르몬 변화 | 에스트로겐 | 프로게스테론 | 월경 주기 변화
난포기 | 황체기 | 여성호르몬의 또 다른 역할

5장. 여성과 다이어트   63p
에스트로겐과 지방대사 | 에스트로겐과 에너지대사
에스트로겐과 비만

6장. 월경 주기와 운동   73p
생리 전 운동 | 생리 중 운동
생리 후 운동, 체중 조절이 비교적 수월해지는 시기

7장. 월경 주기와 식단   83p
월경 주기와 식단 | 생리 전 식단 | 생리 중 식단
생리 후 식단 | 여성을 위한 영양소

8장. 생리 중 운동 시 주의사항   97p
생리통 있을 때 운동해도 될까? | 고강도 운동 | 위생 관리
자주하는 질문 | 맺음말

PROLOGUE

여성은 남성과 다릅니다.
여성 호르몬을 이해하고
운동해야 합니다.

Hey what's up guys~! 안녕하세요 핏블리 문석기입니다. 벌써 열 번째 책으로 인사를 드리네요. 이번 책에서는 핏블리가 늘 강조하는 성별에 따른 차이를 다뤘습니다. 꼭 다루고 싶었던 주제로 여성이 생리학적으로 남성과 어떤 차이가 있으며 어떤 전략으로 운동을 하고 다이어트해야 하는지 생리학적으로 다룬 책입니다.

여성은 남성과 신체적 구조적 차이를 갖고 있습니다. 특히 호르몬 적인 차이가 크게 나타나기 때문에 운동 방법에도 차이가 납니다. 매월 월경마다 운동해야 하는지, 생리 전 식단은 어떻게 해야 하고 끝나고 나서는 어떤 걸 해야 하는지, 생리통 있을 때 운동하는 게 좋은지 등 여성이라면 한 번쯤 고민한 내용을 책에 담았습니다. 많은 서적은 남성을 기준으로 한 생리학이나 운동법을 자세히 다루고 있지만 여성에 관한 전문 서적은 찾아보기가 힘듭니다. 공부를 하면 할수록 남성과 여성의 차이는 극명한데 왜 여성을 위한 전문 서적은 많이 없을까 라는 생각을 항상 했습니다.

 이번 책을 시작으로 여성분들이 본인 몸을 이해하고 본인 상황에 맞는 운동과 식단전략을 구성할 수 있도록 계속해서 전문 서적을 집필해 보겠습니다. 꼭 많은 분들이 여성 생리학에 대해 이해하고 전략적으로 운동하시길 바랍니다. 늘 핏블리와 함께해 주시는 112만 구독자님(선배님)께 다시 한번 감사의 말씀을 전합니다.

자연 태닝 가능한 화창한 여름 2022년 8월,

핏블리 문석기

PROLOGUE
피할 수 없으면 이해하고
역으로 적용해봐요

운동은 이제 남녀노소 가릴 것 없이 모두에게 필요하고 실제로 많은 분들이 건강한 생활을 위해 꾸준히 참여하는 활동이 되었어요. 너무나도 당연하게 들릴 수 있지만 노화로 인한 신체 변화가 가장 많이 나타나는 중년 이후에 건강하게 생활하기 위해서는 평소 적당한 운동과 영양 섭취, 충분한 휴식 및 수면 그리고 마지막으로 적절한 스트레스 관리가 필요해요. 여성들의 경우에도 과거와 다르게 이제는 정말 많은 분들이 개인의 건강과 체력 그리고 만족감을 위해 운동을 하는데요. 특히 현대사회에서 여성과 다이어트, 체중 감량 및 유지는 다양한 연령층에서 관심을 가질 만큼 흥미로운 주제로 다뤄지고 있어요. 십 대 청소년부터 중년의 여성분들까지 건강하고 아름다운 몸을 갖기를 희망하고 그래서 이제 여성과 다이어트는 떼려야 뗼 수 없는 관계가 된 것 같기도 합니다. 하지만 많은 여성분들이 내가 여자임에도 불구하고 내 몸에 대해 잘 모르겠고 그에 맞는 운동을 어떻게 해야 할지 궁금해해요.

운동이 어떻게 남성 운동과 여성 운동으로 구분될 수 있냐고 할 수도 있지만 2차 성징 이후의 모든 여성은 평균적으로 40년 정도의 긴 시간 동안 한 달에 한 번씩 찾아오는 '생리'라는 이벤트를 피해 갈 수 없어요. 호르몬의 노예가 되는 시기라고 할 만큼 신체 변화를 크게 느끼는 여성분들도 생각보다 많아서 이번 전략집의 주제를 여성과 운동으로 설정했어요. 여성의 신체 변화와 그에 대한 생리학적 원리를 잘 이용하면 조금 더 체중 조절을 효율적으로 할 수 있고 근육 발달도 효과적으로 이룰 수 있어요. 우리 몸속에서 일어나는 호르몬 변화로 인한 컨디션 관리와 식단 관리에 대해 이해하고 생리학적으로 접근하면 다이어트와 근성장을 더욱 똑똑하게 해낼 수 있습니다.

주기적으로 변하는 호르몬의 영향으로 운동과 다이어트가 어렵다고 느꼈던 모든 분들을 위해 〈여성 운동 전략집〉을 집필했고, 이를 통해 다이어트와 근성장을 효율적으로 할 수 있는 아이디어를 얻어 가셨으면 좋겠어요. 그럼 지금부터 시작해 볼게요.

2022년 8월,
WTPA 협회 문나람

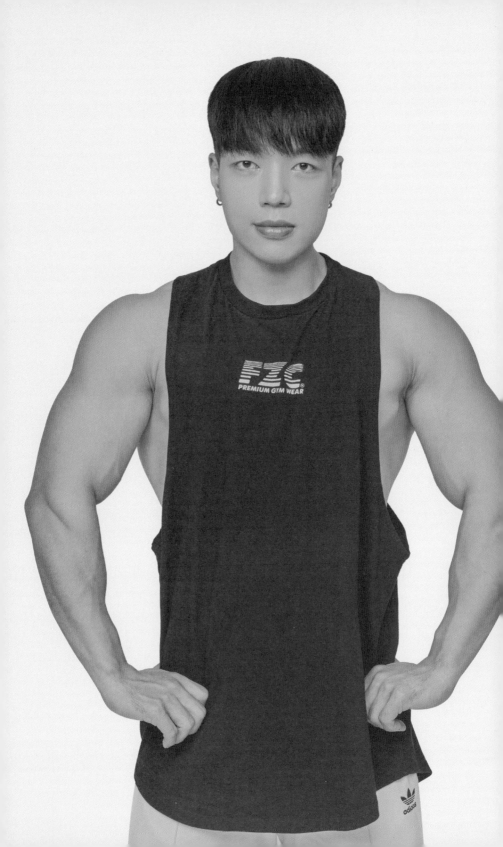

1장
여성과 운동

여성과 운동
유산소 운동의 장점
유산소 운동의 종류
근력 운동의 장점
근력 운동의 종류
완경기(폐경기) 이후와 골밀도의 중요성

01

여성과 운동

개인의 건강 유지 및 관리는 이제 의학적으로도 보건학적으로도 그 관심과 중요성이 더욱 강조되고 있어요. 세계보건기구(World Health Organization; WHO)가 정의한 건강은 '단순히 질병이 없는 상태를 의미하는 것뿐만 아니라 신체적, 정신적, 사회적으로 완전히 안녕(well-being)함'을 뜻해요.

여성은 평균적으로 남성에 비해 일생동안 더 많은 건강 문제를 겪는 것으로 알려져 있어요. 특히 여성 생식과 관련된 문제로 인해 남성에 비교했을 때, 보다 더 높은 건강 위험부담이 있다고 해요. 여성의 생애주기에서 살펴보면 임신, 출산과 관련된 문제, 여성생식기계 암과 감염, 그리고 상대적으로 긴 여성의 수명이 여러 가지 건강 문제와 연관되어 여성만이 갖고 있는 특수한 문제들로 나타나게 돼요. 통계청에서 발표한 자료에 따르면 65세 이상 인구가 지속적으로 증가해 2030년에는 전체 인구의 25%, 2040년에는 33.9%에 달할 것으로 전망하고 있습니다.

남성의 몸은 사춘기를 전후해 급격히 변화를 겪은 이후로는 눈에 보이는 큰 변화가 더 이상 일어나지 않는 것에 비해 여성은 사춘기 이후에도 매달 신체 변화를 겪어요. 이에 따라 여성의 건강 관리를 위해 공중보건적으로 점차 많은 노력과 관심이 확대되고 있고 실제로 이제 많은 여성이 개인의 건강 관리와 앞으로의 날들을 위해 여러 가지 형태의 운동에 참여하고 있는 것을 주변에서 흔히 볼 수 있어요.

운동은 개인의 건강증진에 도움이 되는 적절한 체중 유지와 심폐 기능 향상, 그리고 체력 수준을 높여 활기찬 생활을 유지할 수 있도록 해요. 우울증이나 불안과 같은 정신적 스트레스를 완화시키는 효과도 있는데, 특히 규칙적인 운동은 신체 나이가 들면서 마주하게 될 수 있는 질환을 예방하는 데 매우 중요한 역할을 해요.

첫 장에서는 운동 형태에 따른 장점에 관해 이야기해 보려고 해요. 유산소 운동, 근력 운동의 장점은 각각 무엇이고 운동의 종류에는 어떤 것들이 있는지 운동을 이제 막 시작하려는 단계에 있는 분들에게도 도움이 될 수 있는 부분을 설명해 드리도록 할게요.

유산소 운동의 장점

유산소성 운동은 심장과 혈액을 공급하는 혈관계 기능을 증진시키려는 목적이 있어요. 미국스포츠의학회에 따르면 규칙적인 유산소성 운동이 원활한 혈액 순환과 산소 공급을 통해 심장 및 혈관 기능을 효과적으로 증진시킨다고 보고하고 있어요. 또한 규칙적인 운동은 비만과 순환기 계통의 질환을 예방하는데 적합하며, 관련 연구 결과에서 규칙적인 유산소 운동에 참여한 그룹의 경우 운동이 부족하고 좌식생활이 많은 그룹에 비해 심장질환에 걸릴 위험성이 2~3배 정도 낮다고 보고한 바 있어요. 본인의 체력과 능력에 맞는 유산소성 운동을 통해 심폐기능이 향상되고 회복 능력 또한 향상되면 일상 생활에서의 피로도 관리 또한 가능해져요.

모든 운동이 그렇듯이 운동의 종류보다 중요한 건 나에게 맞고 내가 할 수 있는 현실적이고 실현할 수 있는 운동 강도 설정인데요. 유산소 운동에도 저강도, 중강도, 그리고 고강도 유산소성 운동이 있어요. 미국스포츠의학회(ACSM) 가이드라인에서 제시하는 운동강도 설정을 위한 몇 가지 생리학적

지표들 가운데 일반인이 사용할 수 있을 만한 지표는 심박수를 기반으로 해요. 최대심박수를 기반으로 한 운동 강도 설정 공식이 몇 가지 존재해요. 그중 Karvonen 공식을 설명해 볼 텐데요. 최대심박수와 심박수 예비율(heart rate reserve; HRR)을 기반으로 운동 강도를 설정합니다.

물론 심박수를 기반으로 하는 운동 강도 설정은 간접적이고 어디까지나 통계적으로 나온 추정치이기 때문에 개인마다 그 차이가 클 수 있다는 점은 알고 계셔야 해요. 따라서 운동선수나 전문 운동인을 위한 방법으로는 추천하지 않아요. 하지만 일반인을 위한 운동 강도로는 대략적으로 설정과 이용이 가능하기 때문에 심박수와 심박수 예비율을 이용해 운동 강도를 설정하는 방법을 제안한다는 점을 인지하고 적용하시기를 바래요. 먼저 운동 강도에 대해 살펴보면 심박수 예비율을 기준으로 30~40%; 저강도, 40~60%; 중강도, ≥60%; 고강도로 제시하고 있어요. 그럼 Karvonen 공식을 사용해 운동 강도를 계산하는 방법을 아래 이미지를 통해 살펴보도록 할게요.

220 - 나이 = 최대심박수 ········· ①
최대심박수 - 휴식심박수 = 심박수 예비량 ········· ②
[심박수 예비량 x 운동강도(%)] + 휴식심박수 = 목표심박수

위의 공식을 사용해 신체 건강한 45세 일반인이 휴식 심박수가 67 bpm일 때, 운동 강도 70%에 해당하는 목표 심박수를 구한다고 가정해 볼게요. 계산 방법을 보여주는 예시를 보고 개인의 나이와 휴식 심박수를 이용해 운동 강도에 따른 목표 심박수를 구할 수 있어요. 휴식 심박수는 손목의 맥박을 이용해 1분 동안의 안정 시 심박수를 측정해서 적용하면 돼요. 운동 강도는 각자의 운동 목표에 맞게 저강도에서부터 고강도까지 설정하면 되는데요. 운동을 처음 시작하고 기초 체력이 없는 분들은 저강도 영역에서 먼저 운동

해보며 차츰 운동 강도를 높여가는 것을 추천해요. 처음부터 고강도 운동을 하게 되면 몸이 적응이 안 된 상태이기 때문에 근육통을 겪을 수 있고, 면역력도 떨어질 수 있어요. 갑자기 너무 강도 높은 운동을 한 뒤에 몸살처럼 온몸이 으슬으슬하고 아팠던 경험이 한 번쯤 있을 거예요. 근육세포를 포함한 체내 세포들이 찢어져서 나타나는 면역반응으로 혹여 운동 후 몸살이 오는 것 같거나 근육통이 느껴진다면 영양소를 골고루 섭취하면서 휴식을 충분히 취해주는 것을 추천해요.

EX) 나이 45세 / 휴식심박수 67 / 운동강도 70%

220 - 45 (나이) = 175 (최대심박수)

175 (최대심박수) - 67 (휴식심박수) = 108 (심박수 예비량)

[108(심박수 예비량) x 0.7(운동강도)] + 67 = 142 (목표심박수)

<Karvonen 공식을 활용한 목표 심박수 계산 예시(안)>

유산소 운동의 종류

나이가 들면서 신진대사 속도가 느려지기 때문에 이전과 같은 양의 음식을 섭취하고 신체활동을 유지하는데도, 체중은 점차 증가하게 되는데요. 여성의 나이가 중년이 넘어가면서 신체활동까지 줄어들게 되면, 보통 이 시기부터 하체는 가늘어지고 상체는 비만해지는 체형으로 변하기 시작해요. 이런 체형은 무거워진 상체를 가늘어진 하체가 버티는 모습이 되며 근육통이나 관절염과 같은 정형외과적 질환을 초래하기 쉬워져요. 따라서 중년기에는 더욱더 체지방을 감소시킬 수 있는 운동을 선택하는 것이 좋아요. 적합한 운동으로는 수영이나 실내 고정식 자전거 타기가 있어요. 비만한 체형은 처음부터 조깅이나 빠르게 걷는 속보를 할 경우 관절에 무리가 갈 수 있기 때문에 운동을 시작하고 처음 몇 달은 관절에 부하가 덜 실리는 물에서 하는 아쿠아로빅, 수영, 자전거 타기 등을 이용해 체중을 먼저 감량한 후에 서서히 조깅과 등산 등 강도 있는 유산소성 운동으로 넘어가는 것을 추천해요.

그동안 운동을 꾸준히 해왔던 신체 건강한 여성분들의 경우에는 저강도와 고강도 유산소성 운동을 병행해서 해주는 것이 개인의 심폐지구력을 가늠하는 지표인 최대산소섭취량(VO_{2max})를 향상하는 데에 도움이 돼요. 여러 연구에서 보고하는 바에 따르면 고강도 인터벌 유산소 운동이 중강도 유산소성 운동에 비해 심혈관계 건강과 최대산소섭취량을 증가시키는데 더 효과적이라고 해요. 또한 현대사회에서 점점 더 여성의 사회적 참여와 책임이 늘어남에 따라 운동할 시간을 길게 내기 어려운 일정을 가진 분들도 고강도 인터벌 트레이닝을 통해 상대적으로 짧은 시간을 투자해 심폐기능과 체력을 향상할 수 있어요.

최근에는 필라테스와 요가 등 유연성과 관절의 움직임, 그리고 균형감각까지 함께 향상시킬 수 있는 운동들이 대중적으로 잘 알려져 있는데요. 평소에 운동을 안 하던 분들은 간단한 산책이나 가벼운 러닝 같은 운동을 시작하는 것만으로도 운동 효과를 볼 수 있기 때문에 추가로 필라테스나 요가처럼 유연성과 균형감각 향상에 도움이 되는 운동으로 체력을 증진시켜 보는 것을 권장해요. 특히 기구 필라테스는 기구를 활용해서 움직임을 만들어 내는 데 도움을 받을 수 있기 때문에 평소 관절을 움직이는 게 불편한 분들, 관절 가동범위가 잘 나오지 않는 분들에게 좋은 운동 방법이 될 수 있습니다.

체지방 감량을 위한 유산소성 운동 강도를 살펴보는 연구에서 절대적인 체지방의 양은 중강도 이상에서 장시간 운동했을 때, 유의한 감소가 있다고 하지만 이 방법은 상대적으로 빠르게 체지방을 감량할 수는 있어도 감량 후 상태를 유지하기는 사실 어렵기 때문에 극단적으로 식이를 제한하면서 중강도 이상의 유산소성 운동을 하는 방법은 면역 기능 유지나 체중의 지속가능성 면에서 크게 추천하지는 않아요. 쉽게 말해서 급하게 감량한 체중은 다시 그만큼 빠르게 증가할 수 있기 때문에 나에게 맞는 장기적으로 지속이 가능한 운동과 식이 방법을 찾아가는 것을 목표로 하셨으면 좋겠어요.

근력 운동의 장점

고령화로 인해 인구의 평균 나이가 점차 높아지면서 신체 기능 저하 및 약화는 새롭게 떠오르는 건강·보건 문제가 되고 있어요. 미국 국가보건통계청에 따르면 늘어난 수명으로 인해 평균적으로 일생의 15%의 기간동안 장애, 부상 또는 질병을 앓고 건강하지 못한 삶을 살게 된다고 보고하고 있어요. 특히 나이가 들면서 근육이 빠지는 근감소증이나 근육의 힘이 빠지는 근력 감소는 노령 인구의 주된 공중 보건 문제로 나타나고 있는데요.

근육 감소로 인해 체지방을 제외한 근육, 뼈 등 인체를 구성하는 요소를 합한 제지방량이 감소하게 되면 안정된 상태의 휴식 대사율과 전신 지방 산화율 감소는 물론이고 신체활동과 에너지 대사율도 함께 감소하게 돼요.

여기서 휴식 대사율이란 특별한 신체활동 없이 안정된 상태에 있을 때, 얼만큼의 에너지를 태우는지를 의미하고, 전신 지방 산화율은 지방을 태워 에너지를 생산하는 걸 말해요. 따라서 지방 산화율이 감소하면 그만큼 인체가 지방을 연료로 사용하지 않는다는 뜻이기 때문에 지방이 잉여에너지원으로 축적될 확률이 더 높아지는 거예요. 이런 대사적 변화는 인슐린 저항성과 심혈관계질환의 발병 위험성을 높이는 지방세포와 내장지방의 증가와 관련이 있어요. 체내 지방의 역할은 본래 인체가 이용할 수 있는 에너지원 중 하나로 세포를 둘러싸고 있는 세포막의 구성 성분이기도 하고 체내 필수적인 물질들의 운반과 흡수를 돕지만, 그 양이 많아지면 몸속 조직에 염증반응을 일으키기도 해요. 게다가 노년기 골밀도는 근육량 및 근력 감소와 연관성이 깊어서 근감소증은 골감소증으로 이어지고 더 나아가 골다공증으로 진행될 수 있는 가능성이 커집니다.

근력 운동의 종류로는 간단하게는 본인의 체중 부하를 이용해 운동하는 방법에서부터 가벼운 덤벨 또는 헬스장에 있는 기구를 활용해 운동하는 방법까지 여러 가지가 있어요. 저항성 운동을 통해 근력을 증가시키면 기본적으로 자세를 유지하는 것부터 일상생활을 무리 없이 하기 위해 필수적인 체력까지 향상시킬 수 있어요. 자연스럽게 근육량과 제지방량이 증가하면서 신체조성과 에너지대사 향상에도 도움이 돼요.

일반적으로 나이가 들면서 관절을 충분히 움직일 수 있는 범위를 의미하는 관절 가동범위가 감소하게 되는데, 저항성 운동을 통해 관절의 기능은 유지하고 약화는 지연시키는 등의 긍정적인 변화를 줄 수 있어요. 젊은 여성의 경우 근력 운동을 통해 뼈의 밀도인 골밀도를 증가시킬 수 있으며, 중년 이후에는 근력 운동을 통해 골밀도 감소 속도를 늦출 수 있어요.

근력 운동의 종류

보통 근력 운동이라고 하면 헬스장에서 하는 웨이트를 가장 많이 떠올리지만, 체중부하를 포함한 모든 종류의 중량을 이용해 몸에 운동부하를 주어 근육을 강화하려는 행위는 모두 근력 운동이 될 수 있어요. 따라서 집에서 하는 가벼운 맨몸 운동이나 소도구 운동도 근력 운동이에요. 기초체력이 뒷받침되지 않은 상태에서 처음부터 중량을 다루기에는 부담이 될 수 있으니 맨몸으로 시작해 탄성 밴드나 가벼운 아령을 사용해보고 이후 점진적으로 중량을 늘려가면서 운동하는 방식으로 적용해 나가는 것을 추천해요.

맨몸을 사용하는 저항성 운동에는 요가, 필라테스, 팔굽혀펴기, 맨몸 스쿼트 등이 있고 헬스장에 있을 법한 기구 또는 머신을 활용해 운동을 수행하는 기구 운동(머신 운동), 마지막으로 덤벨, 바벨, 케틀벨 등을 이용해 운동하는 프리 웨이트(free-weight) 운동이 있어요.

맨몸운동은 장소나 시간에 크게 신경 쓰지 않고 할 수 있는 운동이라는 점과 상대적으로 저렴한 소도구를 활용하지만, 운동 초보자부터 중급자까지 큰 효과를 볼 수 있다는 장점이 있어요. 하지만 근력이 늘고 운동수행 능력이 향상된 이후에는 점진적으로 과부하를 주기에 한계가 있다는 단점도 있어요. 기구 및 머신 운동은 조작이 쉽고 집중하고 싶은 부위에 자극을 주기 수월하기 때문에 특정 근육을 타겟으로 한 운동을 하기에 매우 효과적이에요. 하지만 가격이 비싸고 공간을 많이 차지해 개인이 구비하기에는 제한이 있으며 헬스장이나 피트니스 센터를 가서 운동해야 하는 장소와 시간적 제약이 있어요.

마지막으로 바벨과 덤벨 등을 이용하는 프리 웨이트는 코어를 집중해서 사용하고 주동근[1] 뿐만 아니라 주변의 협응근[2] 도 함께 사용해야 해서 몸의 전체적인 밸런스를 강화할 수 있지만 그만큼 자세 습득이 어렵고 잘못된 자세로 운동을 수행하게 되면 부상을 입을 가능성이 있다는 단점이 있어요. 따라서 중량을 올리는 저항성 운동을 처음 하는 경우에는 먼저 주변의 운동 전문가에게 도움을 받아 동작을 안전하게 수행할 수 있도록 익숙해지는 것을 추천해요.

---

1. 일정한 동작을 수행할 때, 가장 주되고 많은 힘을 발휘하는 근육
2. 주동근을 보조하는 근육

완경기(폐경기) 이후와 골밀도의 중요성

35세 이후 뼈 성장이 멈추고 뼈의 밀도도 점차 낮아지게 되는데, 특히 여성의 경우 배란과 난소 호르몬 분비가 저하되기 시작하면서 이후 여성 호르몬인 에스트로겐의 감소로 골다공증 위험이 더욱 증가하는 것으로 알려져 있어요. 실제로 월경이 완전히 멈추게 된 이후에 처음 5년에서 10년 동안 골밀도가 25~30%가량 감소할 수 있는 가능성이 있다고 해요.

골다공증이 위험한 이유는 뼈의 강도가 약해지면서 약간의 외부 충격에도 뼈가 쉽게 부러지는 골절이 일어날 가능성이 커지기 때문인데요. 단순히 골절상에서 그치는 것이 아니라 이미 뼈가 약해진 상태에서 골절상을 입으면 회복이 매우 더뎌 오랜 기간동안 고생하게 되는데 특히 연세가 많으신 어르신들이 척추나 고관절 골절상을 입을 경우 걷지 못하고 계속 누워있어야 하는 상황이 발생하게 돼요.

골다공증의 예방은 앞에서도 설명했듯이 골밀도를 높이는 방법으로 뼈 노화 속도를 늦출 수 있어요. 골밀도를 증가시키는 방법으로는 운동과 같은 물리적인 자극을 뼈세포에 줌으로써 골세포 재형성을 유도할 수 있습니다. 운동으로 적절한 부하를 주면 조골세포[1]가 활성화되는데, 이 때 과도한 근력 운동보다는 사뿐사뿐 뛰어 주는 줄넘기나 가벼운 조깅 등이 도움이 돼요. 추가적으로 하루 평균 800~1000mg의 칼슘 섭취와 섭취한 칼슘의 흡수를 돕는 비타민 D를 생성해주거나 보충해주는 것이 중요한데요. 비타민 D는 식사를 통해 완전히 보충하기가 어려우므로 하루 20~30분 정도 햇볕을 충분히 쬐는 야외활동을 해주거나 비타민 D 보충제를 섭취해주는 것을 추천해요.

---

1. 척추동물의 뼈를 만드는 세포

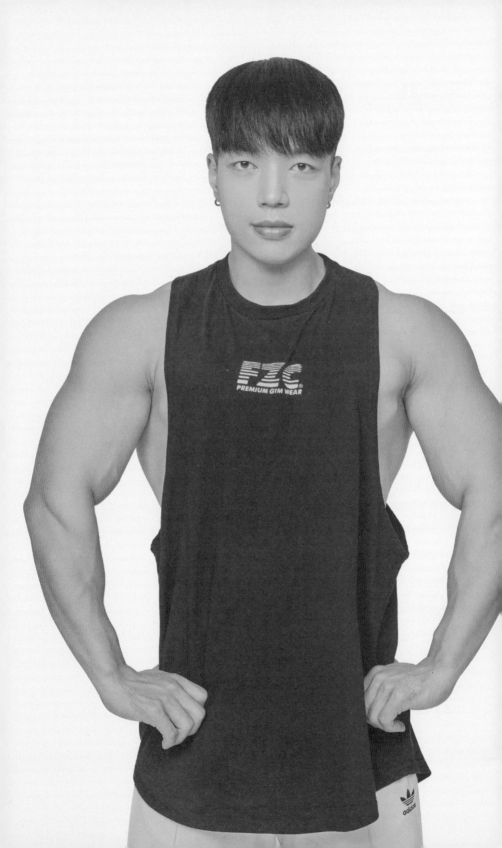

2장
여성의 기관과 신체 변화

여성 기관에 대한 이해
여성의 2차 성징
성인기 여성
임신과 출산
완경기(폐경기) 및 갱년기
완경기 이후 신체변화

02
여성의 기관과 신체 변화

여성 기관에 대한 이해

여성 생식기관은 난소, 난관, 자궁, 자궁경부, 질, 외음부로 구성되어 있어요. 바깥에서 눈으로 보이는 부분을 외음부라고 해요. 난소는 난자를 저장하고 여성 호르몬을 분비하며 양쪽으로 두 개가 있는 난관은 난소와 가깝게 위치해 난자를 자궁으로 운반하는 역할을 해요. 자궁은 근육층으로 이루어져 수정된 난자가 착상하고 태아가 성장하는 기관이에요. 자궁경부는 자궁과 질을 연결하는 부위로 출산 시 넓어지는 구조로 되어 있어요. 마지막으로 질은 자궁까지 이어지는 두꺼운 근육층으로 자궁과 외부를 연결하는 통로이며 몸속 산도를 유지해 외부로부터 침입하는 세균을 막는 역할을 해요.

　여성 생식기관의 일차적인 기능은 명칭 그대로 생식이기 때문에 앞서 언급한 부분들에 질환이 생기게 되면 불임으로 이어질 수 있어요. 관련 질환들은 보통 감염, 물리적인 손상, 호르몬 불균형에 의해 발생하게 됩니다.

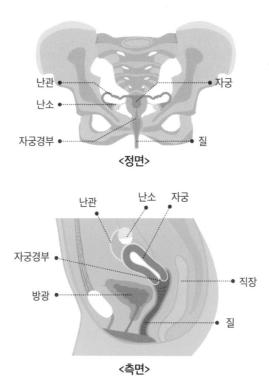

<정면>

<측면>

<여성의 생식기관>

여자의 2차성징

사춘기라고 부르는 이차 성징은 유년기에서 청소년기로 넘어가는 정상적인 신체적 성장의 단계예요. 이 시기에 청소년들은 일생 중 가장 빠른 성장과 변화를 경험하게 돼요. 평균적으로 여자는 만 11세를 기준으로 이차 성징이 시작된다고 하는데 사춘기의 시작은 개인차가 매우 커서 어떤 친구들은 만 8세에도 시작할 수 있고 또 다른 친구들은 상대적으로 늦은 만 14세부터 시작되는 경우가 있어요. 보통 유전적인 요인들에 의해 결정되기 때문에 이차 성징이 또래보다 빠르거나 늦다고 해도 크게 걱정할 필요는 없어요. 사춘기가 시작되면 성장호르몬과 성호르몬이 분비되며 성장, 성 특성, 생식 능력, 대사 활동, 성격과 감정 변화에까지 영향을 미쳐요. 여성의 경우 난소에서 여성호르몬인 에스트로겐을 생산하며 여성의 신체를 더욱 여성스럽게 만드는 체형 변화가 나타나기 시작해요.

첫 월경을 의미하는 초경은 일반적으로 유방 발달이 시작되고 1년에서 3년 사이에 나타나요. 초경 이후 초반에는 월경 주기가 굉장히 불규칙하기 때문에 바로 다음달에 월경을 하지 않을 수도 있어요. 월경 주기는 스트레스나 영양 부족, 과도한 운동 등 신체 내부적 혹은 외부적 요인에 의해 변동성이 커요. 보통 엄마의 초경 시기와 비슷하게 나타나는데요. 초경이 늦어지는 것은 유전적인 차이로 인한 것일 수 있으나, 만 16세에서 17세까지 시작하지 않거나 엄마의 초경 시기보다 1년 이상 늦어질 때는 전문의의 상담을 받아보는 것을 추천해요. 대한소아청소년과학회는 청소년을 위한 신체 활동 권장량으로 하루 걷기 30분이나 자전거 타기, 에어로빅 30분 등 적당한 유산소성 운동을 추천하고 있어요. 또한 충분한 섬유질, 칼슘 및 단백질 섭취가 매우 중요한 시기예요.

성인기 여성

성인이 된 여성은 월경, 임신, 빈혈 등의 많은 생리학적 변화 과정을 겪게 되며 20대 후반부터는 체력이 급격하게 떨어지게 돼요. 이런 현상은 출산 이후에 그 속도가 더욱 빨라지는데, 30대에 접어들면 체력의 감소 현상이 급속히 찾아오고 출산과 임신으로 인한 체력의 저하와 근육 및 근력 감소로 남성보다 노화가 더욱 빨리 진행되기 시작합니다. 따라서 앞에서 설명한 신체적 노화와 체력 저하 현상을 막기 위해 예방적인 차원의 운동이 필요한 시기예요.

하지만 처음부터 의욕만 앞선 나머지 무리하게 운동 강도를 높게 설정해 운동할 경우 오히려 근육통, 극심한 피로, 체력 및 면역력 저하 등 2차적인 문제가 발생할 수 있기 때문에 개인의 운동 능력에 맞추어 운동을 진행해야 해요. 초보자의 경우 운동 전문가와 상담 후 운동 강도와 운동 횟수 그리고 시간을 정해 천천히 운동을 실시하는 것이 안전하고 효과적이에요.

크게 유산소성 운동, 근력 운동, 유연성 운동으로 운동 종류를 나눠보았을 때, 유산소성 운동은 하루 30분에서 1시간 정도로 주 3~5회, 근력 운동으로 는 체중부하 운동의 경우 주 5회, 운동기구를 사용한 운동은 주 3회 정도 격 일로 진행하는 방향으로 설정해요. 하지만 가장 중요한 부분은 개인의 몸 상 태에 따라 적절한 강도의 운동을 해주는 것이 좋아요. 유연성 운동은 관절 움직임과 유연성 향상을 위해 매일 꾸준히 해주어도 무방합니다.

임신

임신기간은 여성의 생애주기에서 굉장히 특수한 기간으로 이 시기에 나타나 는 행동과 습관의 변화가 일생 동안의 건강에 영향을 미치게 될 가능성이 있 는 매우 중요한 시기예요. 임신이란 수정란이 자궁 내벽에 착상한 뒤 모체로 부터 영양을 공급받으며 태아로 자라나는 과정으로 일반적인 사람의 임신에 서 출산까지 기간은 약 280일이에요.

임신기간은 보통 최종 월경 주기의 첫째 날을 기준으로 14주씩 세 분기로 나눠 초기, 중기, 후기로 구분해요. 임신 초기는 수정란이 발달해 신체 여러 기관을 형성하고 사람의 모습을 갖추는 과정인 배아기에서 태아의 기능을 발휘하기 시작하는 전 단계까지 첫 14주를 의미해요. 이 기간은 외부의 여 러 가지 유해 요소에 굉장히 민감한 시기예요. 임신 초기에는 아무런 증상을 느끼지 못하는 분들이 많은데요. 가끔 생리가 없지만 사람에 따라 수정과 착상 과정에서 나타나는 착상혈로 인해 이를 생리로 오해하는 경우가 생길 수 있어요. 생리 예정일이 지났는데 생리를 시작하지 않거나 전에 없던 피로감, 미열, 위장 장애 등이 나타나면 꼭 병원을 방문해 보는 것을 추천해요.

설명한 것처럼 배아기에서 태아기로 넘어가는 임신 초기는 산모의 약물 복용이 매우 주의 되는 시점이지만 전문의와 상담 후에 처방받은 약은 복용할 수 있어요. 평소 고혈압이나 당뇨와 같은 성인병이 있는 분들은 임신 초기에 유산이나 기형 발생을 예방하기 위해 혈당 조절에 더욱 신경 써야 해요. 임신 중기는 태아의 성장과 움직임이 빨라지는 시기로 보통 15주에서 28주까지를 의미해요. 마지막 임신 후기로 접어들면서 배가 많이 무거워지고 체내 수분량의 증가로 산모의 체중이 많이 증가하게 돼요.

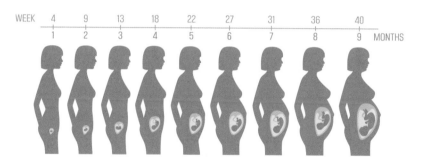

<임신기간 동안 나타나는 여성의 신체 변화>

간혹 임신 사실을 알고 운동을 바로 중단하는 경우가 있는데 임신을 하더라도 계속 운동을 해왔던 분들은 임신으로 인해 갑자기 운동을 제한하거나 중단할 필요는 없어요. 실제로 미국산부인과학회에 따르면 조산의 위험이 있거나 다태아 임신 등과 같이 임신 위험군에 속하는 분들을 제외하고는 산모의 신체적, 정신적 건강을 위해 임신 중 중강도 운동을 하루 30분 이상할 것을 권장하고 있어요. 물론 산모와 태아에게 무리가 갈 만큼 격한 운동을

하거나 평소 안 하던 운동을 갑자기 시작하는 것은 주의해야 해요. 작은 변화일지라도 평소에 하지 않던 운동을 시작한다면 꼭 전문의와 상담 후 진행할 것을 추천해요.

출산

출산은 산모의 자궁 안에 있던 태아와 태아를 싸고 있던 태반 등이 산모의 몸 밖으로 빠져나오는 현상으로 분만이라고도 해요. 일반적으로 임신 37주에서 42주 사이에 출산하게 돼요. 출산 후 4주에서 6주 동안에도 임신 과정에서 나타났던 생리학적, 형태학적 신체 변화가 유지되기 때문에 임신 전 유지하던 운동 루틴으로 돌아오는 과정 또한 개인에 따라 그 속도가 다르게 점진적으로 진행되어야 해요.

신체적으로 의학적으로 안전하다고 판단이 된 이후에는 곧바로 정상적인 신체활동을 시작하는 것이 좋지만 이 또한 개인차가 매우 커서 어떤 분들은 출산 후 며칠 만에 임신 전처럼 운동할 수 있게 되기도 해요. 의학적 합병증이 없는 정상적인 상태라면 일상생활로 돌아오는 것이 큰 문제가 되지 않으며, 실제로 운동을 통해 스트레스 완화에 도움을 받았던 분들은 보통의 일상적인 신체활동을 하는 것이 출산 후 우울증 감소에도 도움이 된다고 미국산부인과학회지는 설명하고 있어요.

완경기(폐경기) 및 갱년기

나이가 들어가면서 난소가 노화하고 배란과 여성호르몬의 생산이 더 이상 이루어지지 않으며 생리가 완전히 끝나는 폐경(menopause)은 부정적인 어감으로 인해 이제는 '완경'이라고도 많이 알려져 있어요. 사춘기에 시작되었던 여성의 월경이 완전히 멈추는 시기로 초경과 같이 성호르몬의 분비 정도와 유전적인 요인에 따라 이 시기가 결정돼요. 보통 40대 중·후반쯤부터 점진적으로 진행이 되다가 생리가 불규칙해지기 시작하며 생리가 완전히 없어지는 완경(폐경)은 평균 51세를 전후로 나타나요. 하지만 부인과 수술이나 난소의 기능부전으로 인해 40대 중후반이나 더 이른 나이에 완경이 되는 경우도 있어요. 갱년기는 노화로 인한 신체 기능의 퇴화로 성호르몬이 감소하는 시기를 의미하며 갱년기 장애 혹은 증후군이란 이 시기에 발생하는 여러 가지 증상을 말해요.

 이 기간 동안 나타날 수 있는 증상은 사람마다 매우 다양해요. 시대가 발전하고 여성의 평균 수명이 길어져 이제는 완경 이후의 삶이 거의 일생의 3분의 1 혹은 그 이상에 달하게 되었어요. 그에 따라 완경 이후의 삶을 더 건강하게 살아가기 위한 여성들의 노력과 관심도 함께 증가하고 있는 추세예요.

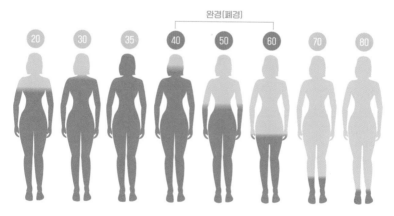

<여성 생애주기 에스트로겐 호르몬 농도 변화>

완경기 이후 신체변화

생리가 진행되는 약 40년 정도의 시간 동안 여성의 몸은 여성의 난소에서 분비되는 여성호르몬인 에스트로겐(estrogen)과 프로게스테론(progesterone)에 의해 지속적인 영향을 받아요. 여성의 월경 주기는 크게 에스트로겐과 프로게스테론 호르몬 균형에 의해 유지가 되는데, 노화가 지속되어 갱년기에 접어들면 이런 호르몬들의 생산과 분비가 감소하게 되고 부족해지는 현상이 발생하게 돼요. 갱년기에 나타나는 여러 증상 중에는 여성호르몬 결핍에 의한 증상이 특히 많은데 우리나라 여성 중의 절반 정도는 안면 홍조와 발한과 같은 급성 여성호르몬 결핍을 경험하고 그중 20%의 여성들은 피로감, 우울, 불안, 기억력 감퇴 등 더욱 심한 증상을 겪게 돼요. 이런 증상들이 밤에 나타날 때는 잠에 들기가 어려워지는 수면 장애를 겪기도 해요.

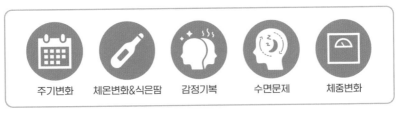

|주기변화|체온변화&식은땀|감정기복|수면문제|체중변화|

<완경(폐경) 전·후 증후군 증상>

평소 체중관리를 꾸준히 해왔던 여성분들의 경우에도 갱년기에 접어들고 여성호르몬의 생성과 분비량이 감소하게 되면 복부에 집중적으로 살이 붙고, 다이어트를 해도 갱년기 이전만큼의 효과가 없다고 느끼시는 분들이 많아요. 살이 찌는 게 정말 여성호르몬 감소와 관련이 있을까 생각할 수 있는데요. 사실 아직까지도 완경기 및 갱년기에 접어든 여성에게서 과체중과 비만이 증가하는 원인에 대해서는 정확하게 밝혀진 바가 없어요. 하지만 그동안의 연구결과는 체내 에스트로겐 감소가 중년 여성에게서 비만을 유발하는

가장 중요한 요인이라고 주장하고 있는데요. 에스트로겐 감소가 제2형 당뇨, 대사증후군, 심혈관계 질환 등과 같은 만성질환으로 이어질 수 있는 대사 장애 발생 가능성을 높인다고 해요.

갱년기에 정신적, 신체적 건강을 유지하기 위해서는 균형 잡힌 식사, 운동 그리고 일상생활을 지속하는 것이 가장 좋아요. 이 시기에 하는 적당한 운동은 운동 강도 차이에 크게 상관없이 체중(kg), 체질량지수(BMI; kg/m^2), 체지방률(%) 감소에 도움이 된다고 여러 연구에서 보고하고 있어요.

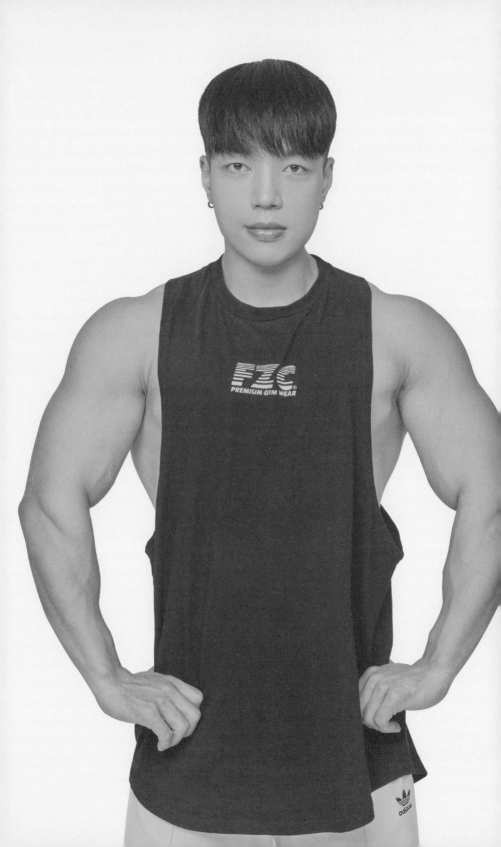

3장
생리에 대한 모든 것

생리와 월경 주기에 대한 정의
생리는 왜 하는 것일까?
생리전 증후군 [premenstrual syndrome : PMS]
생리통과 여성질환에 대한 이해
자궁내막증
자궁근종
다낭성 난소증후군

03
생리에 대한 모든 것

생리와 월경 주기에 대한 정의

생리가 무엇인지에 대해 알아볼 텐데요. 먼저 우리가 흔히 비슷한 의미로 사용하고 있는 '생리'와 '월경 주기'의 정의에 대해 알아보도록 할게요. '생리'와 '월경 주기'는 둘 다 여성의 몸에서 생리혈이 나오는 것을 의미하지만, 정확하게 '생리'는 생리혈이 나오는 그 시기를 뜻하고, '월경 주기'는 여성의 몸이 임신을 준비하는 대략 26일에서 35일간의 기간을 말해요.

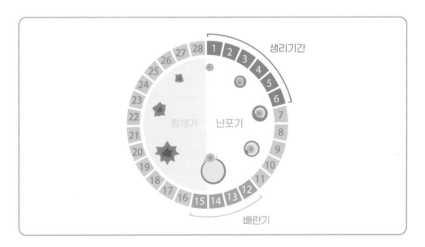

<월경주기>

26일에서 35일간의 간격이 크다고 생각할 수 있지만 사람의 몸은 모두 다르기 때문에 정확하게 월경 주기가 며칠이라고 규정하기 매우 어려워요.

생리는 왜 하는 것일까?

생리는 임신이 가능한 여성의 자궁내막이 주기적으로 분비되는 호르몬인 에스트로겐과 프로게스테론에 의해 수정된 난자가 안전하게 자리 잡을 수 있도록 준비하는데, 이때 임신이 되지 않으면 자궁내막이 탈락되면서 발생하는 출혈 현상을 말해요. 월경 주기가 중간쯤 지났을 때 난소에서 성숙한 난자가 정자와 수정되기 위해 배출되는 과정을 뜻하는 배란이 이루어지고, 배란된 난자는 정자를 만나서 수정이 되기 전까지 나팔관이나 자궁에 머물게 돼요. 하지만 수정되지 못하는 경우가 더 빈번하기 때문에 자궁벽에서 임신을 준비하고 있던 내막이 떨어져 나오면서 질을 통해 몸 밖으로 배출되는 현상을 생리라고 해요.

생리전 증후군 (Premenstrual syndrome : PMS)

월경 주기 내에서 생리 시작 전까지 반복적으로 발생하는 정서적, 신체적 증상들을 동반하는 증후군으로 일반적으로 생리가 시작되기 1주에서 2주 전부터 유방 당김, 복통, 요통, 무기력, 부종, 정신적 불안 등 여러 가지 변화가 나타나는 것을 통틀어 생리전 증후군이라고 해요. 생리통과 생리전 증후군 (월경전 증후군; PMS)은 같은 의미일 것 같지만 서로 다른 의미가 있어요. 먼저 생리전 증후군에 대해서 자세히 알아보도록 할게요.

생리전 증후군은 배란일 이후부터 생리가 시작되기 전까지 증상을 보이고 생리를 시작하면서는 증상이 사라져요. 생리전 증후군을 유발하는 원인 설명에는 여러 가지 의견이 있고 아직까지 정확한 원인 여부에는 논란이 있지만 대략 성인 여성 3명 중 1명은 생리가 다가오면서 생리전 증후군의 증상을 경험하게 된다고 알려져 있어요. 또한 여성 20명 중 1명은 일상생활에 어려움을 겪을 정도로 생리전 증후군의 증상이 심하다고 알려져 있기 때문에 절대 간과할 수 없는 질환이에요.

PMS 증상의 강도와 그 유형은 정말 사람마다 다르게 나타나기 때문에 몇 가지로 정의 내리기가 무척 어려워요. PMS 증상은 신체적으로도 정신적으로

정신적 증상	신체적 증상
초조, 불안	손발 부종 및 저림, 체중 증가
우울증, 사회적 고립	관절통, 근육통, 피로, 두통, 홍조, 실신
집중력 저하	유방 팽창 및 통증
정서적 과민증	변비, 하복부 압박 및 경련
건망증, 기억 상실	현기증, 어지러움
기존 기분 장애의 악화	불면증, 두근거림
신경질	여드름 및 각종 피부 트러블

<생리전 증후군(PMS) 증상>

도 발현될 수 있고, 매월 컨디션과 그때그때의 몸상태에 따라 증상이 달라지기도 하기 때문에 통증 및 불편함의 정도에 따라 여성의 일상생활이 일시적으로 어려워질 수 있어요. 그 중 가장 흔하게 나타나는 증상으로는 불안, 초조, 분노, 불면증, 집중력 감소, 무기력, 우울증, 극심한 피로, 유방 압박감과 통증 등 여러 증상이 있어요. 복부나 하지에 부은 듯한 느낌 또는 압박감을 느낄 수 있으며 해당 기간동안 체중이 증가하는 등 정말 다양하게 나타나요.

생리전증후군의 원인 중 일부는 여성호르몬인 에스트로겐과 프로게스테론의 체내 농도가 월경 주기에 따라 변하면서 여성의 몸이 민감하게 반응한다는 의견이 있고 PMS에 특히 더 취약한 유전자를 가진 여성들이 있다고도 보고되고 있어요. 또한 PMS가 있는 여성들에게서 평소 행복함을 느끼게 하고 우울한 감정은 감소시키는 역할을 하는 신경전달물질인 세로토닌의 수치가 해당 기간 동안 감소하는 경향을 보인다는 의견도 있어요. 체내 마그네슘이나 칼슘 부족도 PMS의 일부 원인에 해당할 수 있고 특히 수분 정체와 부족 현상은 에스트로겐과 프로게스테론 수치의 변화가 염분과 수분 균형을 조절하는 호르몬들에 미치는 영향으로 인해 나타날 수 있다고 해요.

약한 정도의 PMS는 정상적인 현상이며 운동과 충분한 휴식 및 가벼운 진통제 복용으로 완화할 수 있지만, PMS의 정도가 너무 심해 일상생활에 지장을 초래할 만큼 심각하다면 월경 전 불쾌 장애(premenstrual dysphoric disorder: PMDD)일 가능성이 있어요. 월경 전 불쾌 장애인 경우에는 크게 정신적 증상과 신체적 증상을 합해 총 5가지가 2번 이상의 월경 주기에서 나타나야 하며 정신적 증상과 신체적 증상을 최소 하나씩 포함하고 있어야 진단이 이루어진다고 알려져 있어요. 이런 경우 호르몬 치료나 약물 치료가 필요할 수 있으니 생리전증후군의 정도가 생각보다 너무 심하다고 느끼는 분들은 전문의의 진단을 받고 증상 완화를 위한 처방을 받는 것을 권장해요.

생리통과 여성질환에 대한 이해

여성의 약 80%가 생리하는 동안 겪는다고 알려진 생리통은 월경곤란증이라고도 해요. 생리통의 증상은 사람마다 다양해서 아랫배나 허리가 아픈 경미한 정도의 생리통부터 두통, 복통, 요통, 구역질, 신경과민 등 일시적으로 일상생활이 불가능할 정도로 극심한 고통을 느끼는 경우까지 통증과 고통의 개인 차이가 매우 크게 나타나요. 보통 초경 이후 6개월에서 12개월이 지나고 나서 생리통을 느끼게 되는 경우가 많은데, 통증 지속은 생리 시작 몇 시간 전부터 또는 생리를 시작함과 동시에 나타나요. 주로 생리 첫날 가장 통증이 심하고, 생리통을 경험하는 인구의 절반 정도는 메스꺼움 및 구토(80%), 설사(50%), 두통(60%), 피로(45%), 짜증(30%) 등과 같은 증상을 함께 겪는 것으로 나타났어요.

생리통은 월경 주기 중 자궁이 비정상적으로 수축하면서 나타나는 현상으로 자궁내막에서 분비되는 프로스타글란딘(prostaglandin)이라는 화학물질과 난소 호르몬 수치가 증가하면서 발생한다고 알려져 있어요. 증가한 프로스타글란딘 분비가 혈관수축과 자궁근육의 수축을 유도하고 유코트리엔(leukotriene)이라는 염증성 매개물질이 증가하게 되면서 생리통 증상을 유발시킨다고 해요.

자궁내막증

자궁내막증은 자궁 안쪽에 있는 자궁내막 조직이 자궁 내부가 아닌 부위에 위치하는 질환으로 그 형태가 매우 다양하다는 특징이 있어요. 그림에서 보이는 것처럼 난소나 난관, 복막에 자라는 경우도 있어요. 대부분 증상이 없는 것으로 알려졌지만, 일부에서는 극심한 월경통, 골반통, 부정 출혈 등과 같은 증상을 보여요. 자궁내막증이 완전한 불임을 유발하지는 않지만 여러 가지 이유에서 임신을 방해하는 요인이 되기도 해요. 발생 원인은 아직 명확하게 밝혀지지 않은 상태이며, 치료 방법으로는 약물적 치료와 수술적 치료가 있어요.

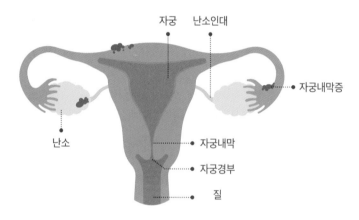

<자궁내막증이 있는 여성생식기관의 모습>

자궁내막증이 불임을 유발할 수도 있다고 보는 이유로는 해당 질환의 정도가 심할수록 그림에서도 볼 수 있듯이 골반 구조를 변형시키거나 난소의 기능을 방해하기 때문이에요. 자궁에 만성적으로 염증이 있는 상태로 난포의 정상적인 성장, 수정, 그리고 착상을 방해한다고 알려져서 특히 임신 초기에 유산율이 높아진다고 보고되어요.

자궁내막증의 증상은 앞에서 설명한 것처럼 심한 생리통이라고 생각하고 대수롭지 않게 넘어갈 수 있기 때문에 꼭 산부인과를 방문해 진단받고 꾸준한 치료를 통해 증상을 완화해야 해요. 완치라는 개념이 적용되지 않는 질환이지만 체내 에스트로겐 농도와 관계가 있는 질환이어서 호르몬 수치를 낮추는 등의 치료를 적용해 볼 수 있어요.

자궁근종

최근 들어 많은 여성들이 경험하는 자궁근종은 자궁근육을 이루고 있는 **평활근**[1] (smooth muscle)의 근육세포가 비정상적으로 자라면서 생기는 양성 종양으로 성인여성의 70%, 특히 35세 이상 여성의 40~50%가 초음파 검사를 통해 발견할 정도로 이제는 흔한 질병이에요. 근종이 생기는 위치에 따라 장막 아래, 점막 아래, 근육층 내 근종으로 나뉘어요.

보통 증상을 몸으로 느끼기가 쉽지 않은 질병이기 때문에 증상이 특별히 없다면 치료를 따로 하지 않고 경과 관찰만으로도 유지할 수 있어요. 하지만 평소보다 생리양이 많아졌거나 하복부에서 느껴지는 통증, 압박감, 그리고 자주 화장실을 가게 되는 변화나 불편감이 느껴지면 산부인과 진료를 받아보는 게 좋아요.

---

1. 내장 기관의 운동을 담당하는 근육으로 운동이 활발하지 않은 부분에 발달되는 불수의근

다낭성 난소증후군

다낭성 난소증후군은 원인과 발생 기전이 명확하지 않은 내분비 질환으로 가임기 여성의 5~10% 정도에서 발병해요. 난소에서 여성에서는 드물게 높은 수치의 남성 호르몬인 안드로겐(androgen)을 생성하는 고안드로겐혈중을 유발할 수 있고, 흔하게 배란 장애를 동반하고 난포가 정상적으로 자라지 않아 배란이 규칙적으로 이루어지지 않으면서 월경 주기가 불규칙해지는 월경 이상이 나타나요. 초음파 검사를 통해 다낭성 난소가 관찰될 수 있어요. 다낭성 난소증후군 발병은 난임의 주된 원인이 될 수 있으며, 심혈관계 질환과 당뇨병 위험 인자가 복합적으로 나타나는 대사증후군 발병을 동반할 수 있기 때문에 꾸준한 경과 관찰과 치료가 필요해요.

일반적으로 인슐린 저항성을 가진 여성에게서 종종 다낭성 난소증후군이 발견되고는 하는데, 체내 인슐린 농도 조절이 어려워지면서 안드로겐 호르몬 수치를 증가시킬 수 있어요. 따라서 비만한 다낭성 난소증후군 환자의 경우에는 2~5% 정도의 체중 감량만으로도 환자의 대사기능과 생식기능이 호전될 수 있다고 해요.

하지만 최근에는 단순히 체중 증가나 비만 때문만이 아닌 스트레스나 불규칙한 식습관, 운동 부족 또는 극심한 체중 감량 및 다이어트 등이 내분비계에 영향을 미쳐 호르몬 불균형을 초래해 다낭성 난소증후군이 유발되기도 하는데요. 다낭성 난소증후군에 대한 치료적 요법은 아직까지 눈에 띄는 효과를 나타낸다는 의견은 많지 않아서 식습관 및 생활 습관 개선, 적절한 운동, 그리고 지속적인 경과 관찰을 통해 질환을 관리하는 것을 추천해요.

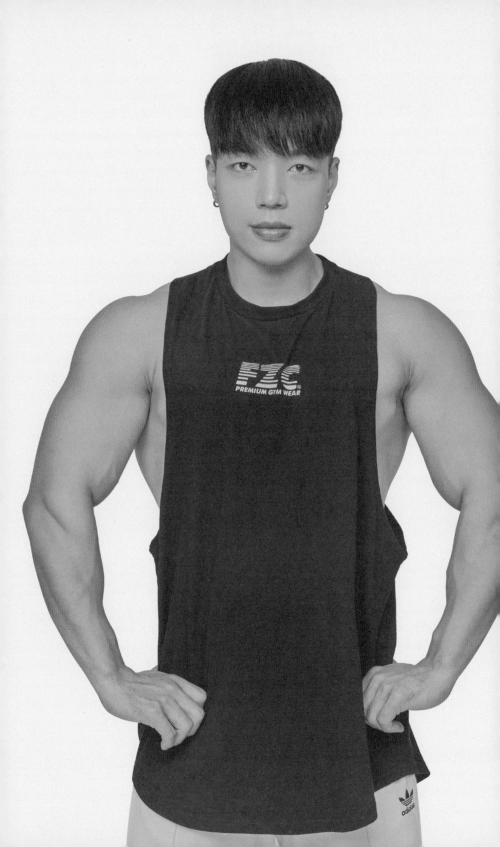

4장
여성 호르몬과 월경 주기

▼
▼

호르몬 변화
에스트로겐 (Estrogen)
프로게스테론 (Progesterone)
월경 주기 변화
난포기 (Follicular phase)
황체기 (Luteal phase)
여성호르몬의 또 다른 역할

04

여성 호르몬과 월경 주기

호르몬 변화

여성호르몬에 대해 이야기할 때, 가장 중요한 여성 생식기관은 난소예요. 앞에서도 보았듯이 난소는 여성의 자궁 양쪽에 위치한 생식 기관으로 여성의 2차 성징과 발달에 영향을 주는 여성 생식샘입니다. 따라서 건강한 여성 생식계는 전반적인 여성의 건강에 매우 중요하며, 생식계의 조절은 시상하부, 뇌하수체, 그리고 난소 사이에 신호를 전달하는 복잡한 내분비 기전에 의해 이루어져요. 즉, 모든 기관이 적절히 상호작용할 때, 정상적인 호르몬 기능을 유지할 수 있어요.

시상하부에서 분비되는 생식선 자극 호르몬-방출 호르몬(gonadotropin-releasing hormone; GnRH)이 혈액을 타고 뇌하수체로 이동하면 뇌하수체에서는 생식선 자극 호르몬(gonadotropin hormone)을 분비해요. 생식선 자극 호르몬으로는 난포 자극 호르몬(follicle-stimulating hormone; FSH)과 황체 형성 호르몬(luteinizing hormone; LH)이 있어요. 두 호르몬 모두 여성의 생식 기관에서 생식 세포의 성숙을 유도하고 월경 주기를 조절하는 역할을 해요.

에스트로겐 (Estrogen)

주요 여성 생식호르몬 중 하나인 에스트로겐은 스테로이드 화합물 그룹으로 에스트론(estrone), 에스트리올(estriol), 그리고 에스트라디올(estradiol)로 구성되어 있어요. 에스트로겐 그룹은 시상하부-뇌하수체-난소 축(HPO axis)에 의해 분비 조절이 이루어져요. 에스트로겐은 여성의 생식 기계 발달과 조절 그리고 이차 성징에 매우 중요하게 작용하는 여성 호르몬이에요.

여성의 골반과 힙 주변은 남성보다 더 넓고 또 체중이 증가할 때 그 주변으로 군살이 잘 붙는 것을 느낄 수 있는데요. 에스트로겐 호르몬의 역할 중 하나가 바로 여성 골반과 힙 주변을 넓게 만들고 그 부위에 지방을 축적해 자궁을 보호하려고 하기 때문이에요. 그 외에도 월경 주기의 한 부분을 담당하며, 임신을 준비하도록 돕고 뼈와 머리카락을 자라게 하고 감정 변화 및 뇌 구조와 발달에도 영향을 미치는 호르몬이에요.

체내 에스트로겐 수치는 항상 일정하게 유지되지 않고 월경 주기나 임신 기간 동안 증가와 감소를 거듭하게 돼요. 다른 호르몬들처럼 적정 농도 안에서 유지되는 것이 가장 바람직하지만, 일반적으로 나이가 들고 생리를 더 이상 하지 않게 되는 시기가 오면 체내 에스트로겐 농도가 감소하게 됩니다. 낮은 체내 에스트로겐 수치는 여성의 삶에 생각보다 많은 영향을 끼치게 되는데요. 에스트로겐 수치가 감소하면 여성의 몸에 어떤 변화가 나타날 수 있는지 표로 알아볼게요.

체내 에스트로겐 분비 감소는 다음 표에서 보이듯이 신체에 많은 여러가지 변화와 증상을 유발하지만 사람에 따라 정도가 모두 다르게 나타나요. 증상이 정말 심하고 생활에 불편함을 느끼거나 너무 이른 나이에 난소 제거 수술 등으로 인해 정상적인 에스트로겐 분비량이 부족해질 경우 적절한 진단과 처방을 통해 호르몬 대체 요법을 적용하는 경우도 있어요.

반대로 에스트로겐이 너무 과다하게 생산되거나 에스트로겐과 프로게스테론 사이의 불균형으로 발생하는 에스트로겐 분비량의 증가 또한 호르몬 항상성이 깨지며 발생하는 호르몬 불균형으로 체중 증가, 극심한 통증을 동반하는 생리전증후군, 피로감, 불안, 우울, 신진대사 이상, 양성 유방 질환 중 하나인 섬유낭종성 유방질환 등과 같은 여성질환을 유발할 수 있어요.

체중 증가	호르몬 불균형으로 지방 축적 및 저장 증가
골밀도 감소	뼈 밀도가 감소하면서 부러지기 쉬운 상태로 변화
안면 홍조	체온 조절이 어려워지면서 체온 증가로 안면 홍조 및 야간 식은땀 유발
우울함	에스트로겐 감소는 행복 호르몬인 세로토닌 분비 감소로 이어짐
피로와 불면증	잠을 설치거나 불면증을 경험할 가능성이 높아져 피로도 증가

<에스트로겐 수치 감소 시 여성의 몸 변화>

프로게스테론 (Progesterone)

프로게스테론은 에스트로겐과 같은 스테로이드 호르몬 중 하나로 프로게스토겐 그룹 군에 속해 있는 호르몬이에요. 여성의 월경 주기와 임신에 에스트로겐과 함께 아주 중요하게 작용하는 성호르몬입니다. 여성의 난소 안에 있는 황체에서 합성되고 분비되기 때문에 황체 호르몬(corpus lutein hormone)이라고도 알려져 있어요.

프로게스테론이 합성되기 위해서는 먼저 시상하부에서 생식선 자극호르몬-방출호르몬(GnRH)을 분비하고 신호를 받은 뇌하수체 전엽이 황체형성호르몬(LH)과 난포자극호르몬(FSH)을 분비하면서 시작돼요. 난포자극호르몬에 의해 난포가 형성되고 난포에서 에스트로겐과 프로게스테론이 일부 합성되고 분비돼요. 에스트로겐 농도가 차츰 높아지고 난포에서 배란이 일어나면 **난포막**[1] 세포는 황체를 형성하기 시작하고 이 때 대량의 프로게스테론이 분비됩니다. 프로게스테론이 정상적으로 역할을 수행하기 위해서는 에스트로겐에 의해 증가하는 프로게스테론 수용체(receptor)가 필요하기 때문에 에스트로겐과 프로게스테론은 난포자극호르몬, 황체형성호르몬과 함께 가임기 여성의 월경 주기를 조절하는 매우 중요한 호르몬이에요.

따라서 프로게스테론 또한 에스트로겐처럼 그 농도가 낮거나 높은 경우에 여성의 몸에 부정적인 영향을 줄 수 있어요. 먼저 프로게스테론 농도가 낮으면 월경 주기가 일정하지 않게 되고 생리양이 매우 증가하며 그에 따라 임신 가능성이 낮아질 수 있어요. 일반적으로 에스트로겐과 프로게스테론 농도가 균형을 이루어야 하는데 그렇지 못하게 되면서 상대적으로 에스트로겐의 농도가 비정상적으로 높아질 수 있으며 체중이 증가하고 성욕이 감소하는 등의 변화가 나타나게 돼요. 프로게스테론의 농도 증가는 에스트로겐 과다처럼 아직까지 그에 대한 의학적 증상이 명확하게 밝혀지지는 않았지만 유방암의 발병 가능성이 높아질 수도 있다는 보고가 있어요.

월경 주기 변화

앞에서도 잠깐 이야기했듯이 월경 주기는 시상하부-뇌하수체-난소 축에서 생성되고 또 분비되는 여러 가지 호르몬의 농도 조절을 통해 영향을 받아요. 생리가 시작되는 날을 1일로 규정하는데 생리는 보통 3일에서 7일, 평균적으로 5일 동안 지속한다고 봐요. 이때 배출되는 혈액의 양은 60mL~80mL 이하로 요구르트 한 병 정도의 양이라고 하는데요. 가장 생리양이 많은 날 배출되는 혈액의 양은 평균적으로 35mL~40mL 정도라고 알려져 있어요.

---

1. 난포를 포함하는 결합조직층으로 난포막세포에서 에스트로겐을 합성하는데 필요한 물질이 합성됨

난소주기로 살펴보면 난포기(여포기), 배란기, 황체기로 나누어지는데 배란된 난자가 수정에 실패하면서 호르몬 조절 기전인 피드백 작용에 의해 난포자극호르몬과 황체형성호르몬의 분비가 억제되는 과정을 통해 월경 주기가 조절되고 반복됩니다.

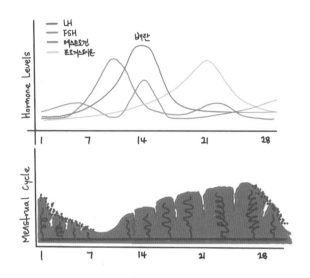

난포기 (Follicular phase)

배란이 되기 전 단계로 여포기로도 알려져 있는 난포기는 생리가 시작되면서부터 배란이 되기 전까지의 기간을 의미해요. 이전 달의 월경이 끝나면 뇌하수체에서 생식선 자극 호르몬이 분비되며 난포기가 시작되요. 월경 주기를 28일이라고 가정했을 때, 생리가 시작되는 날을 기준으로 1일~14일을 난포기 또는 여포기라고 합니다. 난소에는 난자를 포함하고 있는 주머니 모양의 세포 집합체인 난포가 있는데 월경 주기가 시작되면서 여성의 뇌하수체에서 난포자극호르몬(follicular-stimulating hormone; FSH)이 분비되어 난포가 성숙하게 돼요. 난포가 성숙하면서 에스트로겐을 분비하게 되는데 그 수치가 점점 증가해 배란일에 최고 수준에 이르게 됩니다. 그리고 배란이 끝난 후의 난포는 황체로 발달하게 돼요.

황체기 (Luteal phase)

여성의 월경 주기에서 배란 후부터 월경 전까지의 기간에 해당하는 황체기는 배란이 일어나는 시기에 성숙한 난자가 난포 밖으로 빠져나오고 배란 후의 난포는 앞에서 설명했듯이 황체로 발달해 배란 이후에 기능을 수행하게 돼요. 이 시기에 황체는 호르몬 분비를 통해 수정란이 자궁에 착상할 수 있도록 돕는 역할을 하는데 임신, 즉 수정에 실패하게 되면 황체는 자연스럽게 퇴화하게 됩니다.

쉽게 설명하면 황체기의 주요 역할은 임신 상태를 성공적으로 유지시키는 것이기 때문에 배란이 일어난 뒤에 황체에서 에스트로겐과 프로게스테론을 분비함으로써 추가적인 배란을 억제하고 자궁 내벽을 두껍게 만들어 수정란이 무사히 착상할 수 있는 환경을 조성해요. 그리고 수정이 일어나지 않게 되면 황체는 퇴화하는데 이때, 황체에서 분비되는 호르몬의 농도는 높아지게 되고 여성의 몸은 호르몬 농도를 낮추려고 하는 과정에서 황체가 퇴화하게 됩니다. 황체에서 생성하던 프로게스테론 농도가 일정 수준 이상으로 낮아지면 자궁벽이 허물어지면서 생리가 시작되고 앞에서 설명했던 과정들이 다시 일어나게 돼요.

여성호르몬의 또 다른 역할

에스트로겐의 또 다른 역할은 부갑상선 호르몬의 기능 중 하나인 뼈세포 분해를 통한 칼슘 분비를 억제하고 칼슘 흡수를 도와 조골 세포(뼈세포)의 재생산을 촉진해요. 이런 이유로 여성이 중년에 접어들면서 에스트로겐 수치가 감소하게 되면 뼈의 재생산이 어려워져 골다공증이나 뼈 밀도가 감소하는 현상이 나타나는 것이며, 남성보다 여성에게서 골다공증 발생 비율이 높은 이유가 되기도 합니다. 심한 운동이나 강도 높은 다이어트는 체내 에스트로겐 농도 감소의 원인이 될 수도 있기 때문에 극단적인 식이 제한과 과도한 운동을 통해 체중 감량을 하려는 분들은 호르몬 불균형에 대해 한 번 생각해 보는 것이 좋아요.

　에스트로겐은 좋은 콜레스테롤인 혈중 고밀도지질단백질(HDL)의 수치를 높이고 반대로 나쁜 콜레스테롤인 저밀도지질단백질(LDL) 농도는 조절하는 역할을 하기도 해요. 프로게스테론은 지방을 에너지원으로 사용하는 데 도움을 주고 인슐린에 대한 신체의 민감도를 높이기 때문에 혈중 당 수치를 조절할 수 있어요. 에스트로겐과는 반대로 갑상선 호르몬의 기능을 증가시키고 체내에 수분이나 나트륨 농도가 높을 때는 이뇨제 역할을 하기도 해요. 정신적으로는 항우울제 역할을 하기도 하며 뇌의 신경 발달에 도움을 주는 것으로도 알려져 있어서 그 역할이 매우 다양해요.

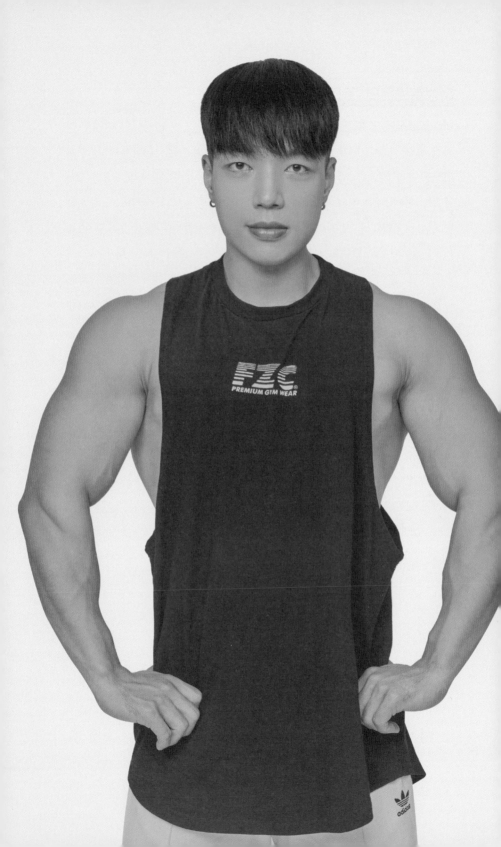

5장

여성과 다이어트

에스트로겐과 지방대사
에스트로겐과 에너지대사
에스트로겐과 비만

05

여성과 다이어트

에스트로겐과 지방대사

월경이 완전히 멈추고 난 후에 과체중이나 비만이 되는 여성들이 많아지면서 이는 전 세계적으로 심혈관계 질환이나 다른 대사증후군으로 이어지고 있고, 실제로 체중 증가로 인한 질병 발생률이 40세에서 59세 사이 미국 여성의 65%, 60세 이상의 미국 여성의 73.8%에 달한다고 보고되고 있어요.

여성의 성 호르몬은 체지방과 체지방의 분포에 부분적으로 영향을 미친다고 알려져 있는데요. 쉽게 생각해보면 여자아이가 사춘기를 지나면서 체내 에스트로겐 수치가 증가하게 되는데, 이는 대게 많은 경우에서 피하지방의 축적으로 하체에 살이 붙는 체형으로 변화시키고, 에스트로겐 분비량이 줄어드는 갱년기에 접어들면서는 많은 확률로 피하지방보다 내장지방의 축적으로 인해 상체 쪽에 지방이 집중되는 체형으로 변화하는 모습을 볼 수 있게 돼요. 아직까지 체내 에스트로겐 농도 변화와 신체 부위별 지방 분포 사이에 존재하는 생리학적 기전은 밝혀진 바가 없지만 인체 유리지방산 저장과 관리에 주된 역할을 하는 지단백질 지방분해효소(lipoprotein lipase, LPL)의 변화로 인한 가능성이 있다고 보고 있어요.

에스트로겐은 미토콘드리아에서 세포 ATP의 90% 이상을 생성하는 역할을 해요. 미토콘드리아는 세포의 에너지발전소로써 세포 생존과 사멸을 조절하는 중요한 세포 소기관인데요. 그 중 세포 호흡 과정이 에스트로겐 활성화에 의해 영향을 받는 가장 주요한 부분이에요. 에스트로겐 치료를 받은 여성 그룹과 그렇지 않은 대조군을 살펴본 연구에서 에스트로겐 결핍이 전신 유리지방산 분비를 증가시켰고 이는 실제로 에스트로겐 결핍이 에너지대사 및 지단백질 대사와 연관이 있을 수 있다는 것을 보여주는 사례예요.

에스트로겐은 지방세포에서 생성되는 염증반응 물질인 여러 아디포카인(adipokines)에도 영향을 미치는 것으로 나타나고 있는데요. 조기에 폐경이 된 여성들을 보면 체내 에스트로겐 농도와 포만감 호르몬인 렙틴 농도 사이에 연관성이 높게 나타났어요. 렙틴은 시상하부에 식욕을 억제하도록 하는 신호를 보내는 방식으로 에너지 균형을 조절하고 지방 분해를 유도해요. 따라서 에스트로겐 농도가 증가하면 렙틴이 그만큼 민감하게 작용하게 되면서 렙틴-특정 수용체의 발현을 조절할 수 있게 됩니다.

지방 세포가 분비하는 호르몬으로 알려진 레시스틴(resistin)은 비만을 일으킬 수 있는데요. 동물 연구에서, 에스트로겐의 한 종류인 에스트라디올을 피하에 주사했더니 지방 세포에서 분비되는 레시스틴 수치가 감소하는 결과가 나타났어요. 그동안의 연구 결과들을 살펴보았을 때, 여성호르몬 감소는 지방세포 및 체내 염증반응 증가와 상관관계가 존재한다는 것을 알 수 있었어요. 현재 우리나라에서는 저용량 호르몬 치료를 통해 여성호르몬 결핍으로 인한 여러 증상을 완화 및 호전시키는 경우가 있지만, 아직까지 호르몬 치료가 불러올 수 있는 후유증에 대한 염려로 인해 호르몬 치료를 주저하는 분들이 많아요. 에스트로겐과 호르몬 대체요법이 인체에 미치는 영향에 대한 연구가 지속적으로 이루어져야 하는 이유예요.

에스트로겐과 에너지대사

에스트로겐은 단순히 생식의 기능뿐만 아니라 인간의 뇌 중심에서 에너지 항상성 조절에 매우 중요한 역할을 하는 시상하부와도 관련이 깊어요. 시상하부는 체내 호르몬 분비 조절부터 음식 섭취, 몸무게 항상성 조절, 그리고 에너지 균형 유지에도 관여해요. 바로 이 시상하부에 에스트로겐이 영향을 미치는 것으로 알려져 있는데요. 에스트로겐은 직접적으로 그리고 간접적으로 음식 섭취를 증가시키는 활동을 조절하기도 하고 에너지 항상성이나 생식에도 영향을 미치는데, 그 이유는 에스트로겐 수용체가 에너지 항상성이나 생식을 위한 신경 활동을 조절하기 때문이에요. 우리가 섭식 호르몬, 포만감 호르몬으로 잘 알고 있는 그렐린과 렙틴의 경우에도 에스트로겐 호르몬의 영향을 받는데, 에스트로겐 호르몬 대체 요법이 그렐린 호르몬 활동의 감소에 영향을 준다고 알려져 있어요.

에스트로겐 그룹에서 특히 에너지 대사에 관여하는 17β-에스트라디올은 그동안 많은 연구에서 체중 관리와 연관된 신경세포에 작용한다고 알려져 있어요. 우리가 음식을 먹는 행위가 단순히 개인의 섭취욕에 의한 것이 아니라 호르몬 변화의 결과라는 사실이 조금은 새롭게 느껴질 수 있는데요. 실제로 난소절제술 이후 에스트로겐 호르몬 결핍이 있는 동물을 대상으로 진행된 연구 결과에서 에스트로겐 결핍은 음식 섭취, 체중, 체지방 증가와 관련이 있었지만, 17β-에스트라디올을 처치한 그룹에서는 식욕 억제와 비만 예방 효과를 확인했어요.

이 외에도 앞에서 설명했듯이 체내 장기와 생식 기관을 싸고 있는 복강 안에 축적되는 과도한 지방조직의 증가가 제2형 당뇨를 포함한 각종 대사질환으로 인한 사망 위험률을 높이고 인체 에너지 항상성에도 변화를 가져오는 것으로 나타나고 있어요. 또한 체내 글루코스 조절과 에너지대사에 직간접적으로 작용하는데, 대사과정 중 화학 반응이 수월하게 일어나도록 활성 에너지를 낮춰 물질대사의 속도를 증가시키는데 필요한 여러 효소의 발현에 관여하기도 하고, 시트르산 합성효소, 이소시트르산 탈수소효소 등과 같이 세포 호흡의 중간 과정 중 하나로 에너지를 생산하는 TCA 회로에 작용하는 효소들의 활성화를 증가시켜요.

그렇다면 에너지 항상성 또는 에너지 균형 조절은 어떻게 일어나는 것인지 살펴보도록 할게요. 우리가 평소에 가만히 있을 때 사용하는 에너지를 뜻하는 안정 시 에너지 소모량 중 대게 많은 부분은 적응을 위한 에너지 소모량이기도 한데요. 적응을 위한 에너지 소모량이란 주변 환경의 온도 변화에 의한 신체의 적응 반응으로 상황에 따라 신체가 에너지 소모량에 변화하고 적응하는 속성을 의미해요. 주로 적응성 열 발생은 착한 지방으로 알려진 갈색 지방 조직에서 이루어지는데, 바로 이 갈색 지방 조직에는 세포의 에너지 공장인 미토콘드리아가 많이 분포되어 있어요. 일반적으로 체내 에너지 생산 과정 중의 하나인 산화적 인산화, 쉽게 설명해서 산소를 사용해 에너지를 만드는 과정이 바로 미토콘드리아 안쪽에서 수소이온의 농도 차이에 의해 발생하는 에너지가 ADP를 ATP로 전환하면서 이루어져요. 이때 수소이온이 미토콘드리아 내막에서 새어 나가 수소이온 농도차가 줄어들게 되면 ADP를 ATP로 전환할 에너지가 부족해지게 되어 에너지가 열로 발산되게 됩니다. 이 과정에서 수소이온이 새어 나가도록 유도하는 단백질을 짝풀림 단백질-1(uncoupling protein-1: UCP1)이라고 해요.

갈색 지방 조직은 중추신경계와 말초신경계 모두에 의해 조절되는데 교감신경계가 특히 갈색 지방 조직의 열 발생 반응에 주요하게 작용해요. 교감신경계가 활성화되면 신경 종말에서 노르에피네프린의 분비를 유도하고 갈색 지방세포에 있는 G-단백질 결합 수용체를 활성화시킴으로써 연쇄반응으로 열 발생과 세포질 내에 유리지방산 농도를 증가시켜요. 유리지방산 농도 증가는 지방 분해를 촉매하는 여러 효소를 활성화시키기 때문에 체내 지방 산화를 증가시키게 돼요.

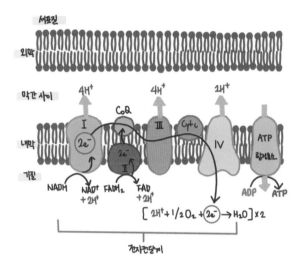

<일반적인 에너지 생성과정>

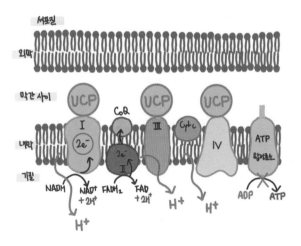

<짝풀림 단백질에 의한 열 발생 과정>

에스트로겐과 비만

많은 연구들이 에스트로겐과 비만 발생 사이의 연관성을 살펴보고 있고, 실제로 에스트로겐 신호는 완경기 여성의 비만 발생에 중요한 역할을 하는 것으로 나타나고 있어요. 수치로만 봐도 완경기 여성이 대사증후군으로 인한 문제를 겪을 확률과 비만하게 될 확률이 완경 전 여성들에 비해 세 배 정도 높은 것으로 알려져 있고, 호르몬 대체 요법을 받은 완경기 여성들은 그렇지 않은 여성들에 비해 상대적으로 내장지방, 공복 혈당, 인슐린 수치가 낮았어요. 에스트로겐은 이 외에도 완경기 여성들에게서 증가하는 총 콜레스테롤이나 저밀도지질단백질 수치와 같은 심혈관계 질환의 위험 요소 감소에도 영향을 주는 것으로 알려져 있어요.

앞에서 설명한 17β-에스트라디올이 비만을 예방하는 기전을 살펴보면 에스트로겐 수용체 중에서 가장 잘 알려져 있는 ER-α 수용체와의 작용과 관련이 있어요. ER-α 유전자 돌연변이를 가진 실험 쥐와 인간에게서 비만이 나타났고 ER-α 수용체가 없는 실험 쥐는 17β-에스트라디올의 비만 억제 효과에 반응하지 않는 것으로 나타났어요. 수용체 돌연변이는 음식 섭취량 증가, 에너지 항상성 감소 및 운동량 감소와 관련이 있었고, 수용체 결핍이 나타나면 에스트로겐과 뇌 사이에 일어나는 **호르몬 음성 피드백 작용**[1] 에도 문제가 생기는 것으로 나타났어요. 즉, 혈액에 17β-에스트라디올이 충분히 존재하더라도 결합할 수용체가 부족한 경우 에너지 조절이 균형 있게 이루어지기 어렵다는 것을 알 수 있어요.

---

1. 호르몬의 양이 필요 이상으로 많아지면 그 호르몬이 다시 호르몬의 분비를 억제함으로써
   호르몬 농도를 일정 수준으로 유지하는 작용

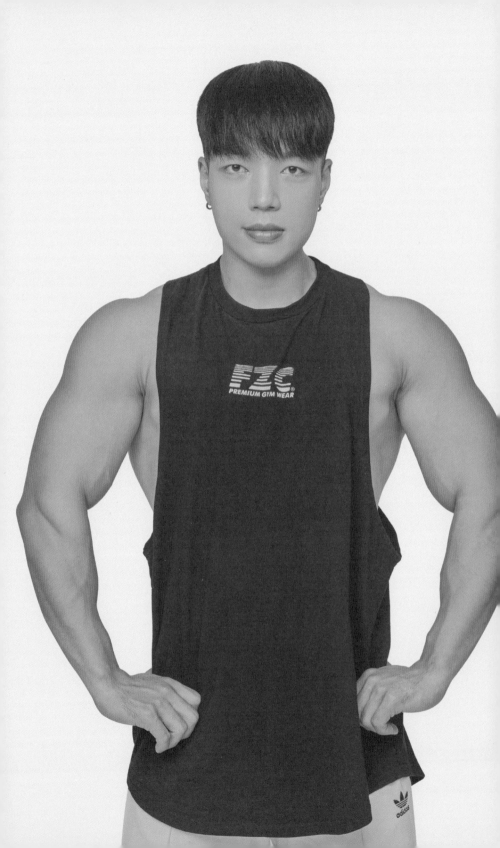

6장
월경 주기와 운동

생리 전 운동
생리 중 운동
생리 후 운동, 체중 조절이 비교적 수월해지는 시기

06

월경 주기와 운동

생리 전 운동

월경 주기 중에서도 유독 배란기 이후부터 생리가 시작되기 직전까지 그동안 잘 해오던 다이어트와 식욕 조절이 어려워지는 시기가 오는 것을 매달 월경을 하는 여성들은 한 번씩 경험해 봤을 텐데요.

이 시기에 자극적이고 기름지고 단 음식들이 주로 당기는데 정말 웬만한 의지력이 아니면 이런 음식들 앞에서 식욕을 참는 것은 정말 어려운 일이라는 걸 우리 모두 알고 있어요. '곧 생리 시작하니까 이 정도는 먹어도 되겠지' 생각했지만 한 입, 두 입 먹다 보면 어느새 자제력을 잃고 폭식을 하고 있는 나를 발견하게 되는 경우도 있어요. 이럴 때마다 자책 아닌 자책을 하게 되기도 하고 때로는 다이어트 자체를 포기하게 되는 경우도 생기는데요.

생리 전에는 앞에서 설명했던 생리전증후군이나 호르몬 불균형 등으로 인해 정신적으로 굉장히 예민해져서 감정 기복이 심해지기도 하고 무기력증, 우울감 등이 생기기도 해요. 더 심하면 불면증, 과식 및 폭식과 같은 섭식장애가 나타나기도 하는데요. 사실 생리 전에 나타나는 증상은 사람마다 차이가 매우 커서 증상을 하나하나 나열하기도 쉽지 않아요.

생리 전에는 여성의 몸이 임신을 준비하기 때문에 열이 오르고 에스트로겐과 프로게스테론 사이에 균형이 깨져 전반적인 컨디션 저하가 나타날 수 있어요. 이때, 평소 몸을 움직이거나 신체활동을 통해 스트레스 해소가 가능했던 분들은 개인의 상태에 따라 약간 땀이 날 정도의 중강도 운동을 해줌으로써 기분 전환을 할 수 있어요. 하지만 운동이 오히려 스트레스로 느껴진다면 몸을 편하게 하고 쉬면서 깊은 호흡과 함께하는 스트레칭을 통해 전반적인 근육 긴장도를 떨어트리는 것을 추천해요.

생리 중 운동

생리 중에 운동하는 게 괜찮을지, 혹은 생리 중에는 완전히 운동을 쉬어야 하는지에 대해 여러 가지 의견이 있지만 정확하게 생리 중에 운동을 해도 되는지 안 되는지 답을 내릴 수는 없어요. 보통 생리가 시작되기 전에 여성의 몸은 기초 체온을 높이고 그에 따라 기초 대사량도 높아지기 때문에 살짝 열이 오르는 듯한 느낌을 느낄 수 있는데 오히려 생리가 시작되면 체온이 약간 떨어져서 이 시기에 너무 무리하게 운동을 하게 되면 컨디션이나 면역력에 저하가 올 가능성이 있어요. 다이어트를 하더라도 이 기간에 극단적으로 식이를 제한하기보다 양질의 탄수화물과 단백질을 잘 챙겨 먹으며 체온을 따듯하게 유지하려는 노력이 필요해요.

생리 중에는 생리혈이 몸 밖으로 배출되는 기간이기 때문에 웨이트처럼 한 번에 힘을 많이 써야 하는 운동은 운동의 특성상 불편함이 있을 수밖에 없어요. 만약 평소 생리양이 많다면 생리 시작 후 2~3일 정도는 웨이트 같은 강도 높은 운동은 쉬어 주고, 운동을 못해서 답답함을 느낀다면 저강도에서 중강도 정도의 유산소성 운동이나 가벼운 산책 및 스트레칭 등을 하며 전신 순환을 돕고 기분 전환을 하는 것을 추천해요.

생리 중에는 생리혈을 배출하기 때문에 칼슘과 철분이 함유된 음식 섭취를 해주는 것이 좋은데요. 칼슘과 철분은 우리 몸에 필수적인 미네랄로 칼슘이 많이 함유되어 있는 음식으로는 두부, 우유, 요거트, 치즈, 콩, 조개, 잎 채소 등이 있고 철분이 많이 들어있는 식품에는 붉은 육류, 생선, 콩류, 시금 치, 조개류, 브로콜리, 다크초콜릿 등이 있어요. 칼슘의 중요성은 많이 알려 져 있지만, 상대적으로 철분의 중요성이나 기능에 대해서는 모르는 분들이 많아서 철분이 왜 우리 몸에 중요한 미네랄인지 설명해 드리도록 할게요. 주 로 빈혈이 심한 분들이 철분제를 처방받아서 복용하기도 하는데요. 철분의 주요 기능은 혈액을 통해 우리 몸 전체에 산소를 운반하는 적혈구의 일부로 작용하고 음식으로 섭취해야 하는 필수 영양소예요. 체내 철분이 부족할 경 우 빈혈이나 만성피로 같은 증상을 유발할 수 있고, 특히 매달 생리를 하는 여성에게서 결핍될 확률이 더 높아요.

또한 다이어트나 체중 감량을 위해 생리 중에 너무 과한 고강도의 운동을 하거나 고 단백질 위주의 식사를 하는 것은 피해주는 것이 좋은데요. 여기 에서는 칼슘과 단백질 사이에 대한 이해가 필요해요. 먼저 생리 중에 과도 한 다이어트를 자제해야 하는 이유는 보통 생리 중에 여성호르몬인 에스트 로겐의 체내 농도가 줄어들게 되는데 사실 에스트로겐은 여성호르몬의 역할 도 하지만 동시에 체내 칼슘 균형을 유지하는 호르몬이기 때문에 에스트로 겐 수치가 감소하는 기간에는 땀으로 칼슘 배출이 너무 많이 일어나지 않도 록 하는 것이 좋아요.

지나친 칼슘 농도 감소는 다시 시상하부와 뇌하수체에 여성 생식호르몬인 에스트로겐의 한 종류인 에스트론의 생성을 감소시키라는 신호를 보내 전반 적인 호르몬 생성 시스템에 교란이 일어날 가능성이 있어요. 게다가 칼슘의 60% 정도는 대변으로 배출되는데 낮은 체내 칼슘 농도는 무월경이나 골다 공증을 유발할 가능성을 높일 뿐만 아니라 근육 수축 및 운동 신호를 전달하 는 것도 어려워져 운동 효율을 감소시켜요.

앞에서 잠깐 언급한 칼슘과 단백질 간의 관계에 대해 살펴보면, 생리 중 과한 단백질 섭취 또한 체외로 칼슘 배출을 촉진할 수 있어요. 일반적으로 단백질 1g을 소화하려면 1mg의 칼슘이 필요해요. 우리가 단백질을 섭취하면 소화와 분해 과정에서 암모니아가 발생하는데 이 암모니아는 몸속에 쌓일 경우 독성을 가지기 때문에 요소로 전환되어서 몸 밖으로 배설되어야 해요. 암모니아가 요소로 전환되는 과정은 주로 간과 신장에서 이루어집니다.

이 과정에서 오히려 에너지를 소비하게 되어 단백질은 탄수화물과 지방을 에너지원으로 사용할 때보다 에너지 영양소 자체의 효율성이 떨어진다고 볼 수 있어요. 이미 체내 칼슘 농도가 낮은 상태에 있는 분들이라면 뼈에서 칼슘이 빠져나가 골질량이 감소하고 심각하면 뼈의 강도가 약해져 골절이 쉽게 일어나는 골다공증까지 유발할 수 있어요. 특히 노인 분들과 에스트로겐이 감소한 완경 후 여성들에게서 많이 발생하게 돼요. 여성은 더욱이 남성보다 골질량이 적고 그만큼 손실 또한 빠르게 일어나기 때문에 주의가 필요해요.

대체로 우리나라 국민들의 경우 하루 칼슘 섭취량이 일일 칼슘 권장량에 미치지 못하고 있어 추가적인 칼슘 섭취를 추천해요. 하지만 반대로 너무 많은 양의 칼슘 섭취는 흡수도 되지 않을뿐더러 오히려 다른 필수 미네랄과 무기질의 흡수 또한 방해할 수 있기 때문에 하루 1,000mg에서 1,500mg 정도 내에서 섭취하는 것을 권장해요. 칼슘의 체내 흡수율을 높이려면 비타민 D 또는 유제품과 함께 섭취해 주는 것을 추천해요. 체내에서도 기본적으로 칼슘 농도를 유지하기 위해 소장에서는 칼슘 흡수율을, 신장에서는 칼슘 배출율을 조절하면서 균형을 유지하지만 오랜 기간동안 고단백질 식이를 하는 것은 추천하지 않아요.

생리 중 운동은 개인의 몸 상태와 그날 그날의 컨디션, 기분에 따라서 강도가 조절되어야 해요. 평소에도 꾸준히 운동을 해와서 본인의 운동 루틴과 습관이 몸에 배어 있는 분들은 생리 중에도 운동을 해주는 편이 행복과 활력 호르몬 분비를 촉진해 더 나은 상태를 만들어 줄 수 있어요. 그래도 운동 강도를 평상시보다는 낮춰서 진행하는 것을 추천드려요 생리 기간에 운동 능력이 감소한다는 연구 결과는 아직 보고된 바가 없지만, 여성호르몬 균형이 깨져 있는 시기이기 때문에 평소 하던 운동 강도의 60~70% 정도로 운동하는 것을 추천해요.

생리 후 운동, 체중 조절이 비교적 수월해지는 시기

드디어 생리가 끝나고 다이어트를 집중적으로 할 수 있는 몸 상태가 된 것 같고, 컨디션이 이전보다 굉장히 좋아져서 이때부터 운동량을 크게 늘리고 먹는 것은 극단적으로 제한하는 방법으로 체중 감량을 시도하는 분들이 있어요. 생리가 끝난 날부터 배란 전까지 일주일에서 열흘 정도 되는 기간을 다이어트 황금기라고 알고 계시기도 하는데, 정말 이때 체중 감량이 더 드라마틱하게 되는 걸까요?

생각해보면 드라마틱한 체중 감량이나 변화를 만들어 낸다는 건 그렇게 쉬운 일이 아니에요. 체중 감량은 최대 일주일에 1kg 정도 감량이 가능한데, 이 마저도 우리 몸이 감량에 적응하면서 정체기가 오기 때문이에요. 그리고 실제로 산부인과 전문의 선생님들께서도 다이어트 황금기라는 개념은 따로 없다고 이야기해요. 그런데 왜 우리는 생리 후 일주일에서 열흘까지 몸이 상당히 가벼워진 느낌을 느끼고, 이 시기에 확실히 몸이 이전보다 슬림해지고 마치 살이 잘 빠지는 것처럼 느끼는 걸까요? 이런 변화 역시 호르몬 때문입니다. 생리가 끝나게 되면서 균형이 깨져 있던 여성호르몬의 균형이 다시 균형을 이루고 원래대로 돌아오면서 인체 대사가 전반적으로 원활해지기 때문이에요. 특히 착상과 임신을 유도하기 위해 자궁벽을 두껍게 만들던 프로게스테론 농도가 감소하고 에스트로겐 농도가 평균치로 돌아오면서 신체 활동이 편해지고 기분도 좋아지게 되는 거예요.

안정된 호르몬 수치로 인해 여성의 몸이 자궁벽을 두껍게 만들거나 추가적인 영양분을 저장하려고 하는 노력을 잠시 멈추는 이 기간에는 가짜 식욕과 진짜 식욕 모두 사라져 군것질 생각을 덜 하게 되고 체중 관리와 다이어트에 좀 더 집중할 수 있게 돼요. 그래서 이 기간 동안은 운동량과 운동 강도를 평소보다 높여도 좋아요. 체중 감량이나 관리를 위한 효율적인 방법으로 중강도 이상의 근력 운동을 한 시간 정도 한 뒤에 저강도에서 중강도 정도의 유산소 운동으로 마무리하는 것을 추천해요.

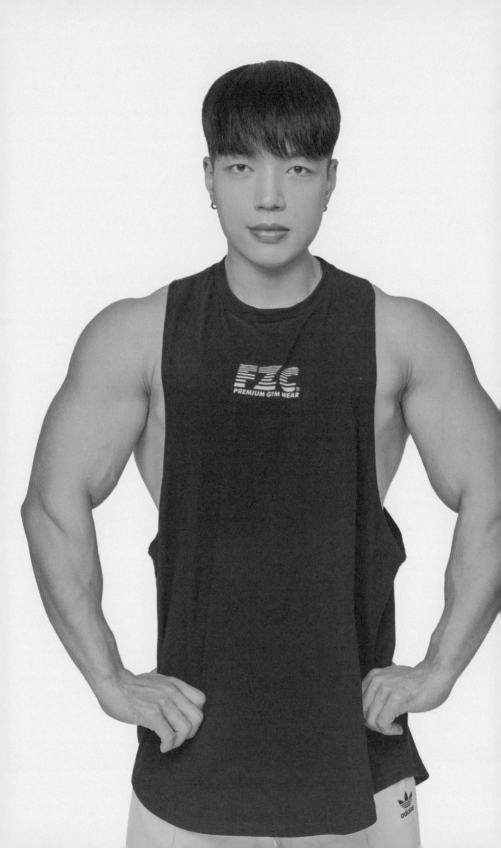

7장
월경 주기와 식단

월경 주기와 식단
생리 전 어떻게 먹어야 할까?
생리 중 어떻게 먹어야 할까?
생리 후 어떻게 먹어야 할까?
여성을 위한 영양소

07
월경 주기와 식단

다이어트를 하는 분들은 월경 주기 즉, 생리 전, 중, 그리고 후에 식단을 어떻게 설정해야 하는지에 대한 고민을 많이 하실 텐데요. 호르몬의 변화가 신체와 감정에 생각보다 많은 영향을 주기 때문에 단순히 신체적인 변화뿐만 아니라 심리적인 부분까지 생각하면서 식단을 구성하는 것을 지속 가능 면에서 추천해요. 그럼 각각의 월경 주기 혹은 단계와 식단에 대해 알아보도록 할게요.

생리 전 어떻게 먹어야 할까?

먼저 생리가 시작되기 전 단계, 많은 여성분들이 식욕 폭발의 시기를 겪는 단계부터 시작해 볼게요. 생리 전에 주로 자제력을 잃고 맵고, 짜고, 단 음식들을 찾고 있는 자신을 발견하게 되는 경우가 종종 있는데요. 실제로 이 시기에는 가짜 식욕과 진짜 식욕 모두 늘어나기 때문에 평소에는 잘 찾아 먹지 않던 음식들이 당길 가능성이 충분히 있어요. 생리 전에 찾아오는 호르몬 불균형으로 감정적으로 우울감과 예민도가 상승하게 되는데 이때 감정 기복이 심해지게 되고 스트레스로 인한 가짜 배고픔을 느낄 수 있어요. 가짜 배고픔은 주로 고지방, 고탄수화물 음식을 먹고 싶게 만드는데, 이런 종류의 음식들은 빠르게 혈당을 오르게 하고 그만큼 기분을 나아지게 만들기 때문이에요. 하지만 동시에 혈당을 빠르게 올리는 음식들은 그만큼 급격한 혈당 저하를 가져오기 마련이라 음식을 먹은 지 얼마 지나지 않아 다시 군것질하고 싶은 생각이 들도록 해요. 이런 과정이 반복되면 며칠 사이에 체중이 늘어나는 걸 느낄 수 있어요.

같은 시기에 진짜 식욕이 늘어나는 이유도 앞에서 설명한 이유와 크게 다르지 않은데요. 성주기 호르몬의 변화로 프로게스테론과 에스트로겐 수치가 증가하면서 실제로 혈당을 떨어트리기 때문에 우리 몸이 단 음식을 갈망하게 만들어요. 특히 다이어트나 체중 감량을 하는 도중에 생리 기간이 겹쳤다면, 다이어트 기간 동안 참아왔던 식욕이 한 번에 폭발하게 될 가능성이 있어요. 이미 음식에 대한 욕구가 있었기 때문인데요. 이렇게 다이어트를 하는 중에 생리 기간이 겹쳐 식욕이 터질 것 같은 느낌이 온다면 생리가 시작되기 일주일 전부터 탄수화물 섭취량을 평소 식단을 하던 양보다 조금 늘려주는 것을 추천해요.

실제로 생리 전에 임신이 가능한 몸을 만들기 위해 프로게스테론이 분비되며 자궁벽을 두껍게 만드는 과정이 시작되는데요. 이때 우리 몸은 생각보다 많은 양의 에너지와 영양분이 필요하고 인체 생존기제로 인해 기초체온이 증가하며 기초 대사량 또한 평소보다 높아져서 그만큼 많은 에너지를 소비하기 때문에 생리 예정일 일주일 전부터 복합 탄수화물처럼 식이섬유가 포함되어 있고 영양성분이 좋은 탄수화물 섭취량을 운동량과 함께 늘려주면 생리 전 컨디션 유지와 식욕이 터지는 것을 방지하는 데 도움이 될 수 있어요.

생리 중 어떻게 먹어야 할까?

생리가 시작되고 나서는 오히려 기초 체온이 조금 내려가게 되고 이 시기에 몸이 부을 수 있어 체중이 증가했다고 느끼는 경우가 많아요. 이 기간에 증가한 체중은 대부분 수분량으로 부종이라고도 하는데요. 에스트로겐과 프로게스테론 호르몬의 항상성이 깨지고 실제로 몸 밖으로 혈액이 빠져나가기 때문에 자연스럽게 우리 몸은 체내 수분량 유지를 위해 물을 흡수하고 있으려는 노력을 해요. 그래서 생리를 하는 동안 복부, 골반, 하체 주변이 묵직하고 부은 듯한 느낌이 들고 실제로 그 붓기의 차이가 큰 분들도 있어요.

붓기가 온전히 부종이라면 생리가 끝난 후에 기존의 체중으로 돌아가겠지만, 생리하는 기간 동안 많이 먹고 운동이나 신체활동을 전혀 하지 않았다면 체중이 정말로 늘어 있는 것을 경험하게 될 거예요. 기본적으로 약간의 신체활동이나 평소 운동을 꾸준히 해왔다면 그 외에 다른 추가적인 예방법이 있는지 알아보도록 할게요.

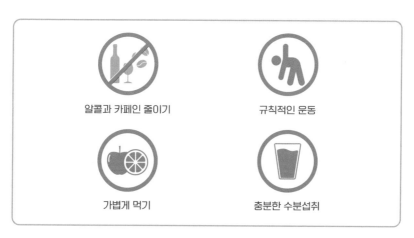

알콜과 카페인 줄이기 규칙적인 운동

가볍게 먹기 충분한 수분섭취

<생리 중 부종 예방법>

I. 붓기 예방하기

이 기간 동안 다이어트에 실패하지 않으려면 체중 감량에 대한 의지가 꺾이지 않도록 먼저 붓기를 예방하는 방법이 있어요. 이미 평소에도 아침 붓기와 저녁 붓기가 다른 분들은 생리 중 그 붓기의 정도가 더 심해질 가능성이 있기 때문에 수분을 많이 당기게 할 수 있는 매운 음식이나 짠 음식의 섭취를 줄이고, 반대로 몸에서 나트륨을 배출하도록 도움을 주는 칼륨이 포함된 음식을 섭취해 주면 좋아요. 칼륨이 들어간 음식에는 아보카도, 견과류, 바나나, 녹색 채소, 고구마, 토마토 등이 있어요. 식욕이 당길 때, 간식으로 요기를 해도 좋은 식품들이에요. 생리 중 운동을 한다면 특히 3대 영양소인 탄수화물, 단백질, 지방이 골고루 포함된 식단을 하면서 운동과 영양의 균형을 잘 맞춰주는 것이 중요해요.

II. 충분한 수분섭취

두 번째 방법은 평소에 충분한 수분 섭취를 해주는 거예요. 하루 평균 1.5L 정도의 물을 마셔주는 것을 습관화해 두면 몸이 많이 붓는 것을 완화할 수 있는데요. 보통 물을 많이 마시면 오히려 더 붓기가 심해지는 게 아닌지 걱정하는 분들이 있는데, 부종은 평소에 물을 많이 마시지 않는 분들에게서 더 심하게 나타나요. 몸이 자체적으로 수분을 가두고 혹시 모를 상황에 대비해 저장해 두려고 하기 때문인데요. 따라서 평소에도 물을 충분히 마셔서 우리 몸의 노폐물을 배출하는 이뇨 및 배뇨 작용을 활발하게 만들어 체내 수분 항상성을 유지할 수 있는 환경을 만들어주면 생리 중 붓기를 완화하는 데 도움이 될 수 있어요. 수분 섭취 시 주의해야 하는 부분은 무조건 한 번에 많이 마시는 것이 아니라 한번 마실 때 2모금에서 3모금씩 나눠서 자주 마셔주어야 한다는 점인데요. 한 번에 많이 마시는 물은 체내로 흡수되지 않고 화장실만 자주 가게 되는 상황이 발생할 수 있어요. 또한 물 마시기가 어렵다고 수분 섭취를 카페인이 들어있는 커피나 차로 대신하게 되면 체내로 흡수되는 수분보다 몸 밖으로 배출되는 수분량이 더 많아지기 때문에 커피나 차를 마신다면 그만큼의 수분 섭취에 조금 더 신경 써 주세요.

III. 복합 탄수화물의 섭취

마지막으로 다이어트 중 생리가 겹쳤다면 앞에서 설명한 것처럼 현미, 통밀, 귀리, 콩과 같은 복합 탄수화물 섭취량을 평소보다 조금 더 늘려 충분한 식이섬유 섭취로 소화 기능을 돕고 혈당을 완만하게 유지할 수 있도록 해 식욕이 한 번에 터지는 상황을 예방하는 것을 추천해요. 만약 당장 먹을 수 있는 탄수화물이 간단한 빵이나 시중에서 쉽게 구할 수 있는 정제된 탄수화물 종류밖에 없다면 요즘은 주변에서 쉽게 마주치는 베이커리에서도 샐러드를 판매하기 때문에 샐러드를 구매해 함께 섭취하는 방법으로 식후 혈당이 완만하게 올라갈 수 있도록 식품 섭취에 다양함을 주는 방법을 권장해요.

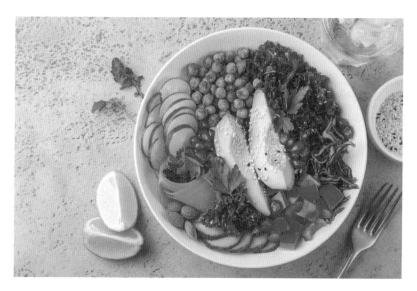

<식이섬유가 풍부한 복합 탄수화물 식품 예>

생리 중에 식욕이 늘어나면서 그와 함께 불어난 체중이 모두 지방으로 변하는 것은 아닌지 걱정하는 분들이 있을 텐데요. 섭취한 잉여 칼로리가 지방으로 저장되려면 꽤나 긴 시간을 필요로 해요. 잠깐 많이 먹어서 증가한 체중은 다시 식단과 운동을 하면서 줄여 나갈 수 있습니다. 하지만 분명히 아직 지방으로 저장되지 않았다고 하는데 눈으로 봤을 때, 이전보다 살이 쪄보이는 이유는 탄수화물이 우리 몸에 저장될 때 물을 끌어들이기 때문인데요. 쉽게 설명하면, 탄수화물이 글리코겐 형태로 저장될 때, 글리코겐 1g 당수분 3~4g을 필요로 해요. 즉, 탄수화물 300g을 먹었다고 하면 900~1,200g의 수분도 같이 늘게 되는 거죠. 따라서 탄수화물 섭취가 잠깐 늘게 되더라도 잉여 에너지가 곧바로 지방으로 저장되는 것은 아니에요.

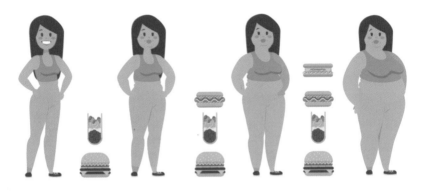

<체중 증가 과정>

연구 결과에 따르면 오히려 탄수화물을 많이 섭취했을 때보다 지방을 많이 섭취했을 때, 체지방으로 저장되는 경우가 더 컸습니다. 하지만 지속적으로 탄수화물과 지방을 권장량보다 초과 섭취하게 되면 자연스럽게 체중 증가로 이어질 수 있어요. 예를 들어서 설명하면, 여성 평균 일일 칼로리 섭취권장량이 2,000kcal 일 때, 하루에 300kcal씩만 추가로 섭취하더라도 그게

일 년이면 몸무게가 대략 7~9kg 정도 증가한다고 해요. 섭취한 칼로리가 에너지로 사용되지 않는 경우에 결국 지방으로 저장되기 때문에 음식 섭취량 조절은 꼭 필요해요.

생리 후 어떻게 먹어야 할까?

생리가 끝나면서 호르몬이 다시 균형을 맞춰가고 에너지와 활력이 생기면서 다이어트를 열심히 해보자 하는 마음에 원-푸드(one-food) 다이어트 같은 극단적인 식이 제한을 시작하는 분들이 가끔 계시는데요. 이렇게 한가지 영양소만 섭취하거나 식품 선택에 다양성을 주지 않으면 순간에 살은 빠지는 것처럼 느껴지겠지만 다시 곧 요요가 오거나 오히려 전보다 더 넘치는 식욕과 식탐을 참기 어려워지는 현상이 나타날 수 있어요. 예를 들어, 식이섬유를 많이 먹으면 포만감을 느껴 다른 음식을 덜 먹게 된다는 이유로 섬유질이 많이 함유된 곤약밥이나 샐러드만 먹는다면 단기적으로는 식단 유지가 가능할지 몰라도 그 식단으로 평생 먹고 살 수 없다는 사실을 알고 있어요. 아무래도 생리 기간 중에 영양소 손실이 있었기 때문에 양질의 탄수화물과 단백질이 포함된 식사를 끼니마다 적당량 섭취해 주는 것을 추천해요. 다양한 식재료를 사용해 건강한 식단을 구성해보고 내 패턴에 맞는 메뉴 선택지를 넓혀갔으면 좋겠습니다.

빠르게 목표한 결과를 이루고 단기간에 원하는 것을 얻고자 하는 마음은 충분히 이해하지만, 다이어트와 체중 감량에 대해 생각할 때 반짝 이뤄내고 마는 목표가 아니라 내 몸을 알아가고 배워가고, 평생 내 몸과 함께 건강하게 살아가기 위한 장기적이고 지속가능한 습관 변화의 과정이라고 생각해보는 것은 어떨까요?

여성을 위한 영양소

지금까지의 내용을 봤을 때, 여성의 몸은 정말 예민하고 호르몬 분비에 의해 신체적 변화를 크게 겪는다고 하는데, 그렇다면 특별히 여성을 위한 영양소나 여성에게 좋은 영양제가 따로 있을까 궁금한 분들이 계실 텐데요. 이제부터 설명해 드리도록 할게요.

Ⅰ. 엽산

보통 임신을 준비하거나 임신 초기에 많은 여성분들이 관심을 가지고 또 이미 잘 알려진 엽산이 가장 먼저 떠오르는데요. 실제로 엽산은 산부인과에서도 임신을 준비하고 또 임신 초기에 접어든 산모 분들에게 섭취를 권장하고 있어요. 엽산은 수용성 비타민의 일종으로 비타민 B 군에 속해 있고 비타민 B9이라고도 해요. 엽산은 주로 색이 짙은 녹색 채소에 많이 함유되어 있고 양배추나 콩, 키위를 비롯한 과일에 많이 들어 있습니다.

엽산은 우리 몸에서 산소를 전달하는 혈액인자 중 하나인 헤모글로빈 형성에 관여하고 DNA 합성, 세포 분열 및 뇌 기능의 정상적 발달에 아주 중요한 역할을 한다고 알려져 있는데요. 특히 태아의 신경과 혈관 발달에 매우 중요한 역할을 해요. 따라서 임신 초기 12주까지 엽산 복용을 권장하고 있는데, 사실 산모와 태아뿐만 아니라 일반 성인에게도 엽산은 필요한 영양소예요.

Ⅱ. 이노시톨

이노시톨의 필요성에 대해 알고 계시는 분들도 있고, 처음 들어보는 분들도 있을 텐데요. 이노시톨은 앞에서 설명한 많은 현대 사회의 여성들이 겪고 있는 다낭성 난소 증후군과 관련이 있어요. 다낭성 난소 증후군은 여성에게 나타나는 내분비 질환 중 하나로 크게 남성호르몬이 과하거나 초음파 검사를 통해 다낭성 난소를 확인하고 진단받게 돼요. 증상을 잘 모르고 있다가 월경과 배란이 정상적으로 나타나지 않거나 심해지면 임신이 어려워질 수 있다고 해요.

최근 이노시톨 섭취가 다낭성 난소 증후군 증상 개선에 도움이 된다는 연구 결과들이 나오면서 이노시톨이 정확히 어떤 물질인지, 다낭성 난소 증후군에 어떤 긍정적인 영향을 주는지에 대해서 설명해 드리려고 해요.

먼저 이노시톨은 우리 몸속에 저장된 포도당을 통해 생성될 수 있는 물질이고, 인슐린 신호 전달과 직접적인 관련이 있다고 알려져 있어요. 자연 유래 이노시톨이 가장 많이 포함되어 있는 식품에는 과일, 콩류, 곡류, 견과류 등이 있습니다. 가장 흔한 형태로는 마이오-이노시톨 (myo-inositol)이며, 그다음으로 많은 형태는 디-카이로-이노시톨 (D-chiro-inositol)이 있는데요. 그렇다면 이노시톨과 다낭성 난소증후군 개선 사이에는 어떤 관계가 있는 걸까요?

알려진 바에 의하면 다낭성 난소 증후군을 가진 여성들 중 80% 정도가 인슐린 저항성에서 유래한 고인슐린혈증을 겪는다고 해요. 고인슐린혈증이란 혈액에 인슐린이 과도하게 존재하는 것으로 인슐린이 생성되고 분비되는 췌장에 문제가 생겼을 가능성이 크고, 고인슐린혈증을 일으키는 가장 큰 원인은 우리 몸이 인슐린에 반응하지 않게 되는 인슐린 저항성에서 시작돼요. 따라서 다낭성 난소증후군이 있는 여성들은 그렇지 않은 여성들에 비해 제2형 당뇨 발생 위험성 또한 높은 것으로 알려져 있어요.

인슐린 기전에 발생하는 문제가 시작되는 이유 중에 하나로는 체내 포도당 대사 조절 과정에서 활성 효소 역할을 한다고 알려진 이노시톨포스포글리칸 (inositolphosphoglycan; IPG) 이 결핍되면서 인슐린 조절 기전에 손상이 생긴다고 보고되어지고 있어요. 또 IPG에 작용하는 이노시톨 자체의 결핍이 인슐린 저항성과 관련이 있고, D-chiro-inositol을 적용했을 때 인슐린 저항성이 줄어들기도 했어요. 이런 근거들을 바탕으로 이노시톨 분자가 인슐린 세포 신호 조절과 직접적인 관계가 있다는 것이 증명되었어요.

따라서 다낭성 난소증후군을 가진 여성들은 필요하다면 이노시톨을 섭취하는 것도 한 방법이며, 단순히 이노시톨에 의존하기 보다는 3장에서 설명했던 것처럼 식습관 및 생활습관 개선, 적절한 운동, 그리고 지속적인 경과 관찰을 통해 상태를 확인하고, 비만이나 과체중이라면 약간의 체중 감량으로 대사기능과 생식기능을 개선해보는 것을 추천해요.

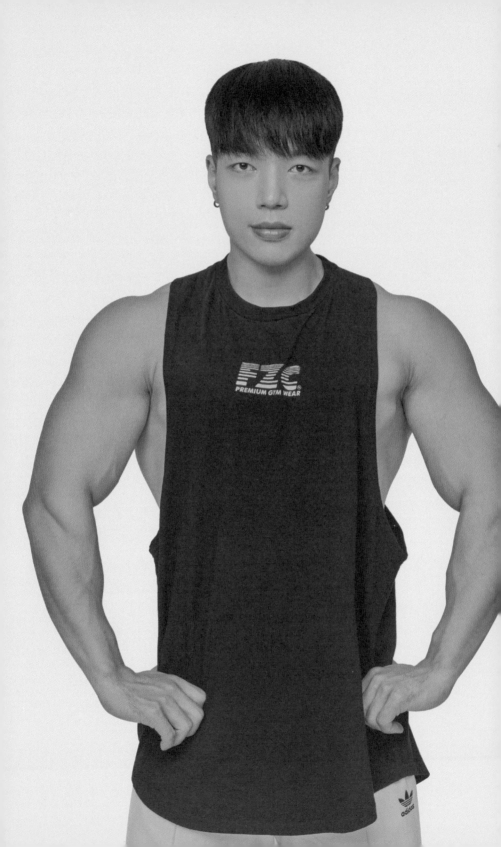

8장

생리 중 운동 시 주의사항

생리통 있을 때 운동해도 될까?
고강도 운동
위생관리
자주하는 질문
맺음말

08

생리 중 운동 시 주의사항

생리통 있을 때 운동해도 될까?

최근에는 정말 많은 여성분들이 꾸준한 운동을 실천하고 종목도 필라테스, 요가, 헬스 등 다양해요. 하지만 한 달에 한 번씩 운동을 쉬어 가야 하나 고민하는 기간이 생겨요. 바로 생리 기간인데요. 어디서는 운동이 호르몬 균형과 조절에 도움이 된다고 하고, 또 어디서는 생리 중 운동은 당연히 하면 안되는 거라고 하는데 실제로 생리를 하는 중에 운동을 해도 되는건지, 아니면 쉬어야 하는 건지 궁금해하는 분들이 많아요. 생리통이 있으면 무조건적으로 운동을 쉬어야 하거나 또는 생리 기간에는 운동하지 말아야 한다는 의견보다는 어느 정도 움직임이나 활동이 가능한 통증이라면 가벼운 운동이나 몸을 움직이는 활동을 해주는 것이 좋고, 심한 통증이라면 컨디션 회복을 위해 푹 쉬어 주는 편이 좋겠죠. 간단하게 생각해서 우리가 심한 몸살감기에 걸렸을 때, 무리해서 운동하는 대신 집에서 약을 먹고 따뜻한 이불을 덮고 쉬면서 회복하는 것처럼 생리통도 마찬가지예요.

통증을 느끼는 정도에 있어서 개인차가 매우 크기 때문에 생리통이 있는데도 무조건 운동을 해도 된다 거나 혹은 생리통이 있을 때는 운동을 아예 하지 말아야 한다 거나 딱 잘라서 이분법적으로는 접근할 수 없어요. 게다가 사람의 몸은 기계처럼 정해진 대로 작동하지 않아서 매달 달라지는 스트레스의 원인이나 주변 환경 등에 따라 컨디션이 다르게 나타나기 때문에 항상 내 몸이 월경 주기에 어떻게 반응하는지 잘 살펴보고 그에 맞게끔 운동을 하거나 휴식을 취하는 것을 추천해요. 가벼운 산책이나 조깅, 자전거 타기, 가벼운 덤벨을 이용한 홈 트레이닝, 스트레칭 등은 몸에 무리가 되지 않고 통증이 없다면 생리 중에도 충분히 가능해요.

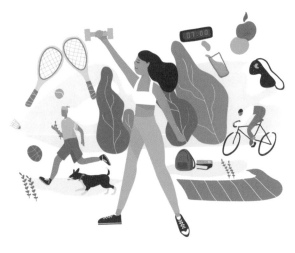

사실 생리 중에는 당연히 운동하면 안된다고 하는 의견과는 다르게 생리 중에 하는 운동은 오히려 현재까지 생리통의 원인이라고 알려져 있는 화학 물질인 프로스타글란딘의 분비를 억제시킴으로써 생리통, 우울함, 짜증, 피로감 등을 완화시킨다고 추정하고 있어요. 운동할 때 평소보다 5배 이상으로 분비된다고 알려진 신경 물질 '베타-엔도르핀'이 생리로 인한 통증과 불쾌감을 줄여준다는 원리인데요. 베타-엔도르핀은 실제로 마약과 화학구조가 유사한 형태를 띄어 행복감과 쾌감을 느끼게 해요. 이 엔도르핀의 효과는 일반적으로 사용되는 진통제보다 효과가 수십 배에 달한다고 알려져 있어요. 하지만 그렇다고 운동으로 모든 것을 해결하려는 생각은 위험해요. 운동이 생리통 완화에 도움이 된다는 연구 결과들은 꾸준히 보고되고 있지만 아직 정확하게 정립된 이론은 아니기 때문에 운동은 생리통을 완화할 수 있는 한 가지 방법에 불과하다는 점을 꼭 기억해 주세요. 통증이 심하면 진통제를 복용하는 것이 앞에서 감기에 관해 이야기했던 것처럼 단순한 생리통의 경우에는 더 효과적이에요.

생리통을 겪을 때 진통제를 복용해야 하는지 아니면 참아야 하는지에 대해 고민하는 분들이 꽤 있어요. 이 중에 많은 분이 진통제에 내성이 생길까 걱정하는 마음에서 군이 약을 먹지 않고 참는데, 약국에서 구매할 수 있는 진통제는 내성이 생기지 않으니 생리통을 참아 넘기려고 하지 말고 통증을 되도록 빠르게 완화하는 것을 추천해요. 평소 생리통이 규칙적으로 심하게 있는 분들은 생리를 시작할 때 진통제를 복용하고 늦어도 통증이 시작될 때 복용하는 것이 좋아요. 그래도 통증이 오래 지속되고 진통제로 잘 조절이 안 되는 분들의 경우에는 생리 시작 하루 전에 복용하는 것이 좋다고 알려져 있어요.

요즘엔 편의점에서도 쉽게 구매가 가능한 타이레놀은 주성분이 아세트아미노펜인데요. 아세트아미노펜은 프로스타글란딘 생성을 억제하는데 효과적이지 않기 때문에 이부프로펜이나 덱시부프로펜 성분이 들어가 있는 약을 선택하는 것이 생리통 경감에 효과적이에요. 생리 중에 몸이 많이 붓는 분들은 진통제에 이뇨제가 함께 들어있는 약이 붓기를 완화하는데 도움이 될 수 있고 생리통과 복통 혹은 두통이 동반되는 분들은 카페인 성분이 복합된 진통제가 도움이 될 수 있어요. 무엇보다 진통제를 복용할 때는 항상 성분의 함량과 주의사항을 꼭 확인하고 복용하는 것을 추천해요.

고강도 운동

생리 중 고강도 운동은 추천하지 않아요. 실제로 물리치료 및 재활 전문가 의견에 따르면 생리 중 높은 강도의 운동이나 장시간 동안의 운동은 오히려 몸에 부담과 스트레스를 가중시킬 수 있으며 60분 이상의 중강도 이상의 운동이 운동으로 인한 체내 염증반응을 초래할 수 있는 가능성이 있다고 해요.

또한 강도 높은 운동은 무월경 가능성도 증가시킬 수 있는데요. 실제로 운동 강도가 높은 여성 운동 선수들의 초경과 월경, 그리고 무월경 발생율을 살펴본 연구에 따르면 초경을 경험하기 이전부터 운동해온 선수들은 초경이 일반인 또래보다 일 년 정도 늦어지는 모습을 보였고, 이미 월경을 하고 있던 선수들의 경우에는 운동 종목에 따라 무월경을 경험하기도 하는 것을 확인했어요. 특히 장거리 달리기 선수들에게서 무월경 발생율이 높았는데, 이는 적은 양의 체내 지방 조직, 그리고 운동과 훈련에서 오는 신체적, 정신적 스트레스로 인한 가능성이 있다고 연구진은 설명했어요.

생리 중에는 머리가 바닥으로 향하는 동작도 피하는 것이 좋아요. 강도 있는 요가나 필라테스 프로그램 중에는 머리를 바닥으로 향하게 하는 자세가 포함된 경우가 있는데 이런 자세는 중력의 방향으로 빠져나가야 하는 생리혈을 역류하게 만들 수 있기 때문에 생리 중에는 하지 않는 편이 좋아요. 평소에 빈혈이 있는 분들은 특히 생리 중에 철분과 헤모글로빈 수치 사이의 균형이 깨질 수 있으니 강도 높은 운동보다 스트레칭이나 천천히 걷기 및 느린 조깅, 가벼운 근력운동, 신체 균형 감각을 향상시킬 수 있는 유산소성 운동 등으로 몸의 긴장도를 떨어트려 주는 것을 추천해요.

정리해보면 생리 중에 평소와 같은 운동 강도와 지속시간으로 운동하기 어려운 분들은 생리 시작 후 이틀 정도 휴식하거나 평소 운동 강도의 60~70% 정도로 강도를 낮춰서 진행하는 것을 추천해요. 개인의 체력적, 영양적 조건에 따라 생리 중에 신체적 불편감이 많이 증가하는 분들은 운동 횟수와 강도를 조절하는 것이 필요해요. 생리 중에는 고강도 운동을 오래 지속하지 않는 편이 좋으며, 생리혈이 역류할 수 있는 자세 및 동작은 피해서 운동할 것을 권장해요.

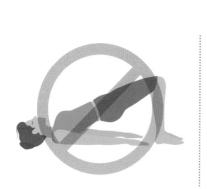 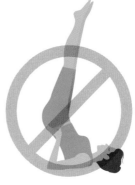

<생리혈이 역류할 수 있는 자세>

위생관리

생리 중이라면 평소보다 위생관리에 더 신경 써야 해요. 특히 생리 기간에 운동을 한다면 움직임으로 인해 생리혈이 새지 않도록 개인에게 잘 맞는 생리대, 탐폰, 생리컵과 같은 위생용품을 잘 사용하고 운동을 마치고 나서는 샤워를 한 후에 위생용품을 교체해 주고 조금 더 청결을 유지해야 해요.

위생용품의 경우 교체 시기를 적절히 맞춰주는 것이 매우 중요한데요. 생리대는 생리혈을 충분히 흡수했다고 판단할 때, 교체해 주는 것이 좋아요. 생리혈을 가득 흡수한 생리대를 교체해 주지 않으면 피부 발진이 생기거나 감염 또는 세균 번식의 가능성이 높아지기 때문에 적당한 시기를 확인해 주기적으로 교체해 주는 것을 추천해요. 탐폰을 사용하는 분들은 너무 오랫동안 착용하지 않도록 주의해 주세요. 탐폰을 착용한 상태로 너무 오랜 시간이 경과할 경우 혈액을 머금은 탐폰에 세균이 번식하기 시작하면서 독성 쇼크 증후군을 초래할 수 있어요.

독성 쇼크 증후군은 인체에 발생하는 가장 대표적인 병원균주인 포도상구균이 혈액 안으로 침범해 독소를 분비하면서 생기는 감염성 질병을 말해요. 증상으로는 갑작스러운 고열, 근육통, 구토, 설사, 발진, 현기증 등이 있어요. 제때 치료를 받지 못하면 심할 경우 저혈압, 실신, 심정지 등으로 생명을 잃을 수도 있는 위험성이 높은 증후군이에요. 따라서 탐폰은 설명서의 안내에 따라 8시간 이내로 착용할 것을 권고하며, 시간 내 교체를 해줄 것을 권장하고 독성 쇼크 증후군은 재발의 가능성이 있기 때문에 과거에 독성 쇼크 증후군을 경험한 분들은 탐폰을 사용하기 전에 반드시 전문의와 상담해야 해요.

Q&A
자주하는 질문

생리통 있을 때 걷기도 운동이 될까?

A. *물론이죠! 걷기도 운동이 될 수 있어요.*

걷기도 물론 운동이 될 수 있어요. 특히 평소에 가벼운 신체활동도 하기 어려웠던 분들은 갑자기 힘들고 강도 높은 운동을 곧바로 시작하는 것보다 하루 30분에서 1시간 정도 걷기를 하는 방법으로 조금씩 신체 활동량을 늘려가는 것을 추천해요.

일반 성인을 위한 신체활동 가이드라인은 일주일에 150분 이상의 중강도 운동 또는 75분 이상의 고강도 운동을 권장하고 있는데요. 하루 30분 조금 빠르게 걷기를 주 5회 실시하는 것만으로도 일상생활의 활력을 높이는데 도움을 받을 수 있어요. 체력이 향상되면 주 3회 걷기와 주 2회 근력 운동으로 심폐지구력과 근력을 함께 증진시킬 수 있다면 더욱 좋겠죠.

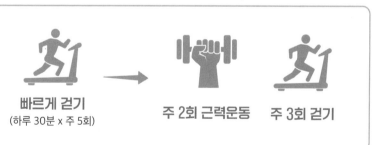

빠르게 걷기
(하루 30분 x 주 5회)

주 2회 근력운동   주 3회 걷기

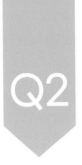

근력 운동 강도 설정도 심박수로 가능할까?

A. 근력운동에 적용하기는 조금 어려울 수 있어요.

유산소 운동을 할 때는 심박수를 기반으로 운동 강도를 설정할 수 있는데, 웨이트나 근력 운동을 할 때도 심박수를 기반으로 운동 강도 설정이 가능한지 궁금해하시는 분들이 많아요.

웨이트나 근력 운동을 할 때는 심박수를 기반으로 한 운동 강도 설정법을 적용하기 어려워요. 유산소 운동의 경우 지속적으로 같은 움직임이 오랫동안 반복되고 움직임에 큰 변화가 없기 때문에 심박수를 기준으로 운동 강도를 설정할 수 있지만, 근력이나 웨이트의 움직임은 보통 1~2분 이내로 짧게 강도 높은 힘을 쓰기 때문에 심박수를 기준으로 두고 운동을 수행하기 보다는 세트 수 사이에 휴식 시간을 조절하는 방법을 통해 운동 강도 설정을 하는 것을 추천해요.

보통 체력과 근력을 함께 발달시켜야 하는 웨이트를 시작한지 얼마되지 않은 분들의 경우 약 1분 30초 정도의 휴식시간을 권장하고, 근육 발달을 위한 웨이트를 중점적으로 한다면 1분에서 1분 30초 사이의 휴식시간을 세트 사이에 구성하고, 웨이트 상급자들은 한 번에 최대 근력과 파워를 발달시키기 위해 3분 내외의 휴식을 두는 것이 효과적이에요.

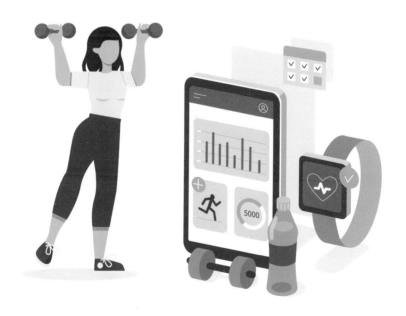

완경기 이후를 준비하기 위해 할 수 있는 것?

A. 건강한 습관을 기르는 것이 중요해요!

여성호르몬의 생산과 분비가 급격하게 감소하는 완경기 이후에 겪게 되는 변화로부터 신체적, 정신적 건강을 유지하기 위해서는 평소에 건강하게 먹는 습관과 꾸준히 운동하는 습관을 미리 잡아 두는 것이 좋아요.

건강하게 먹는 습관이란 정제 탄수화물과 단 음식 섭취를 줄이고 대신 섬유질이 풍부한 탄수화물, 단백질, 깨끗한 지방이 골고루 포함된 영양가 높은 식사를 하는 것을 의미해요. 당이 많이 포함된 식품과 정제 탄수화물은 완경기 이후 여성들의 혈중 포도당 또는 혈당을 급격하게 올렸다가 떨어지게 해서 식사 후 한시간 반에서 두시간 내에 다시 배고픔과 허기를 느끼도록 하기 때문에 더욱 살이 찌기 쉽게 만들어요.

에스트로겐 수치가 감소하는 완경기 이전, 이후에는 더욱 복부 주변으로 지방이 붙기 쉽기 때문에 건강하게 먹는 습관과 몸을 자주 움직여주는 습관을 들임으로써 급격한 체중 증가를 예방하는 것이 중요해요.

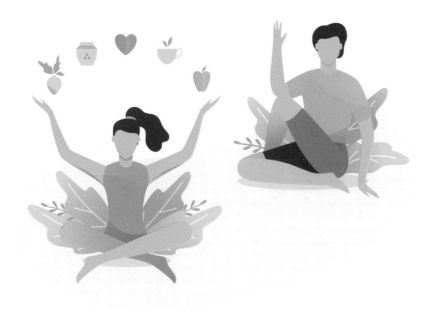

Q4 생리 전 폭식, 어떻게 예방할 수 있을까?

A. 억지로 참는 게 정답은 아니에요.

생리 전에 여성의 몸은 임신을 준비하기 위해 추가적인 영양소 섭취를 통해 에너지를 저장하려고 해요. 여성호르몬인 에스트로겐과 프로게스테론의 균형이 깨지기 시작하면서 신체적으로도 정신적으로도 예민해지고 식욕 조절이 안되거나 무기력증, 우울감을 느끼기도 하고 그 증상 차이가 개인마다 크게 나타납니다.

이 때, 다이어트와 체중 감량을 한다고 무조건 식욕을 참아내게 되면 얼마 못 가서 자제력을 잃고 더 심하게 폭식하게 될 가능성이 있어요. 따라서 이 시기에 식욕이 당기는 것을 억지로 참기 보다는 당 함량이 상대적으로 낮은 디저트를 선택하거나 복합 탄수화물의 섭취량을 조금 더 늘려주는 방법으로 폭식을 예방하는 것을 추천해요.

추천하는 식품으로는 섬유질이 많이 포함된 탄수화물인 호밀이나 통밀 함량이 높은 간식과 빵 등이 있고, 영양성분표를 확인했을 때, 탄수화물 함유량 대비 순수 당 함유량이 낮은 식품을 선택하는 것을 추천 드려요.

또한 식사를 할 때, 섭취하는 음식 종류의 순서를 조금 바꿔서 채소, 단백질, 지방, 탄수화물 순으로 음식을 먹는 것만으로도 혈당이 급격하게 올랐다가 떨어지는 혈당 스파이크의 정도를 줄일 수 있다고 하니 평소 식사 후 두 시간 이내에 배고픔과 허기짐을 자주 느낀다면 음식을 섭취하는 순서에 변화를 주는 것도 방법이 될 수 있어요.

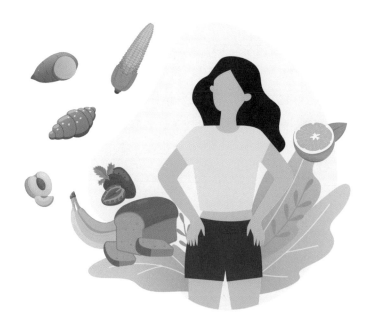

생리기간 중 운동해도 괜찮을까?

A. 평소대로 하는 것을 추천하지만,
언제나 개인의 컨디션 파악이 먼저에요!

생리를 하는 중에 운동을 해야 하는지, 하지 말아야 하는지에 대한 정확한 답은 없어요. 생리기간 중 개인이 느끼는 통증과 불편함의 정도가 모두 다르기 때문인데요. 개인차도 심하지만 매달 달라지는 컨디션에 따라서도 차이가 있기 때문에 매달 내가 느끼는 주관적인 상태를 잘 파악해서 운동을 할지, 말지 선택하는 것이 가장 좋아요.

생리에 의한 통증과 불편감이 많이 없는 편이고 오히려 운동을 못해서 답답함을 느낀다면 평소에 하던 대로 운동과 식단을 하는 것이 바람직해요. 하지만 반대로 생리 중에 컨디션이 너무 나쁘고, 생리통이 심하고, 생리로 인한 불편함이 많이 느껴진다면 운동을 쉬면서 몸이 휴식할 수 있는 시간을 갖는 것을 추천해요. 몸이 힘들고 운동을 하고 싶지 않은데 왠지 해야 할 것 같은 의무감에 하는 운동은 운동 수행 능력도 떨어트리고 오히려 몸을 더 피곤하게 만들 수 있어요.

평소 생리양이 많은 분들의 경우에도 생리를 시작하고 2~3일까지는 운동을 하더라도 고강도의 운동이나 무거운 무게를 드는 운동 대신 저강도에서 중강도 정도의 유산소성 운동이나 맨몸 혹은 가벼운 덤벨을 이용한 근력 운동으로 전신 순환을 돕고 활력을 증진하는 것을 추천해요.

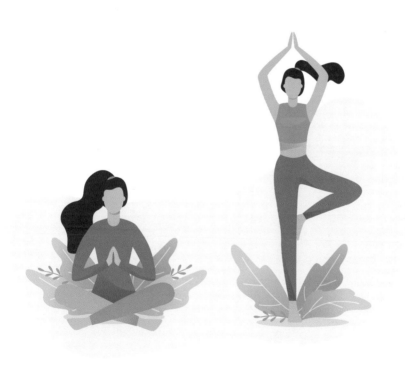

맵고 짠 음식이 당길 때, 어떻게 해야 해요?

A. 먹고 싶은 음식을 적당량 먹는 것은 괜찮아요.
하지만 과식은 금물!

사실 자극적인 음식이 맛있고 그만큼 자주 먹고 싶어 지는 것은 어쩔 수 없어요. 먹어본 기억이 있는 음식은 다시 생각나기 마련이고 특히 여성호르몬의 균형이 깨지는 생리 전에는 감정적으로도 예민도가 증가하기 때문에 없던 욕구가 터질 수 있어요. 이 시기에 무작정 식욕을 참는 방법은 추천하지 않아요. 억지로 참아낸 욕구는 결국 다른 방식으로 발산될 수 있기 때문이에요.

자극적인 음식을 먹게 된다면 먼저 과식하거나 폭식하지 않도록 노력하는 것이 중요해요. 과식하지 않도록 음식을 천천히 꼭꼭 씹어 먹는 것을 추천해요. 천천히 맛을 음미하면서 먹게 되면 뇌가 씹는 행동을 인지해 배부름을 느끼게 하는 호르몬인 렙틴 분비를 시작하고 과식을 예방하는데 도움이 될 수 있어요.

맵고 짠 음식을 먹고 난 후에 수분 섭취를 조금씩 자주 해주는 방법으로 체내 나트륨이 과하게 증가하지 않도록 해주세요. 국물보다는 건더기를 위주로 먹고 바나나, 토마토, 시금치 등 나트륨 배출에 도움이 되는 식품을 함께 섭취해 체내 나트륨 농도가 원만하게 유지될 수 있도록 하는 방법도 추천해요.

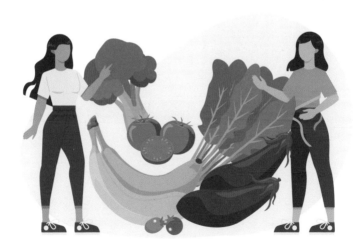

생리 후에 몸무게 증가는 살이 찐 건가요? 붓기인가요?

A. *실제 지방이 축적되기까지는 시간이 걸려요!*

생리 후에 증가한 몸무게는 보통 수분 증가라고 볼 수 있어요. 생리를 전, 후해서 식욕이 늘고 그에 따라 먹는 양이 늘어나게 되면 우리 몸은 수분을 더 많이 저장하려고 하기 때문이에요. 일반적으로 탄수화물 1g 당 수분 3~4g이 함께 저장되어, 탄수화물 300g을 더 섭취하게 되면 수분 900~1,200g이 추가로 늘게 되는 셈인데요. 대부분 생리는 5일 내외로 끝나고 섭취 칼로리가 지방으로 저장되기 위해서는 시간이 걸리기 때문에 생리 중 늘어난 체중이 모두 지방으로 저장되지는 않아요.

즉, 생리가 끝난 후에 다시 건강하게 먹고 운동을 하면서 체중 조절을 해나갈 수 있어요. 하지만 그렇다고 생리 중에 맘 놓고 과식과 폭식을 하게 되면, 그만큼 생리기간이 지나고 난 후에 고생하고 후회할 수 있으니 음식 섭취량 조절은 꼭 하는 것을 추천해요.

Q8 생리기간 이후 다이어트, 어디서부터 시작할까?

A. 근력 운동과 유산소 운동을 병행해주세요!

생리가 끝난 뒤에는 여성호르몬 수치가 정상적으로 돌아오고 호르몬 균형이 다시 잡히기 때문에 생리 중에 낮췄던 운동 강도를 높이고 근력 운동과 유산소 운동을 병행하는 것을 추천해요. 하지만 이 시기에 감량의 효과를 드라마틱하게 내기 위해 식이요법이나 섭취 칼로리를 극단적으로 제한하는 것은 바람직하지 않아요. 인체의 신진대사가 다시 원활해지는 생리 후 기간에 충분히 운동하고 건강하게 식사를 하는 방법을 통해 다이어트의 효율을 높여서 지속가능한 감량 루틴을 몸에 익히는 것을 추천해요.

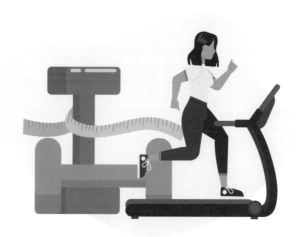

맺음말

건강과 아름다움을 위한 여성들의 관심과 노력은 그 어느 때보다 높아요. 운동과 다이어트 그리고 체중 관리를 하는 모든 여성들이 조금이라도 더 개인의 몸 상태를 이해하고 생리학적인 접근을 통해 효율적으로 운동 목표를 이루고 운동에 흥미를 갖게 되기를 바래요. 기본적으로 건강과 체력 유지부터 근성장 혹은 근비대까지, 운동을 하는 이유와 목적은 다양할 수 있어요. 운동의 이유와 목적이 무엇이든지 극단적으로 식이를 제한하고, 단순하게 먹는 열량 대비 사용하는 열량을 훨씬 더 늘려 체중을 감량하거나, 근육량을 늘리기 위해 영양소를 단백질 한 가지로만 섭취하면서 몸을 혹사시키는 방법 말고, 개인의 건강 상태나 체력, 호르몬의 변화, 컨디션 혹은 기분의 변화를 잘 살피면서 똑똑하게 운동하는 멋진 여성들이 되었으면 좋겠어요.

이번 여성 운동 가이드를 통해 여성과 운동에 대한 생리학적 이해를 바탕으로 각자의 호르몬과 월경 주기에 맞춰서 운동법과 식사법을 조금씩 유연하게 조정해서 다양하게 적용해보고 스스로에게 잘 맞고 장기적으로 유지할 수 있는 지속가능한 프로그램을 찾는 기회를 가져 보셨으면 좋겠어요. 갑자기 평소 생각 안 나던 음식 생각이 난다 거나 잘 조절되던 식욕이 터지려고 할 때, 단순히 여러분이 의지가 부족한 사람이거나 다이어트를 할 수 없는 운명을 가진 사람이 아니라는 사실을 기억하면서 이번 전략집이 다시 한번 시작해볼 수 있다는 용기를 갖게 하는데 도움을 주는 생리학적 가이드라인이 되었으면 좋겠습니다.

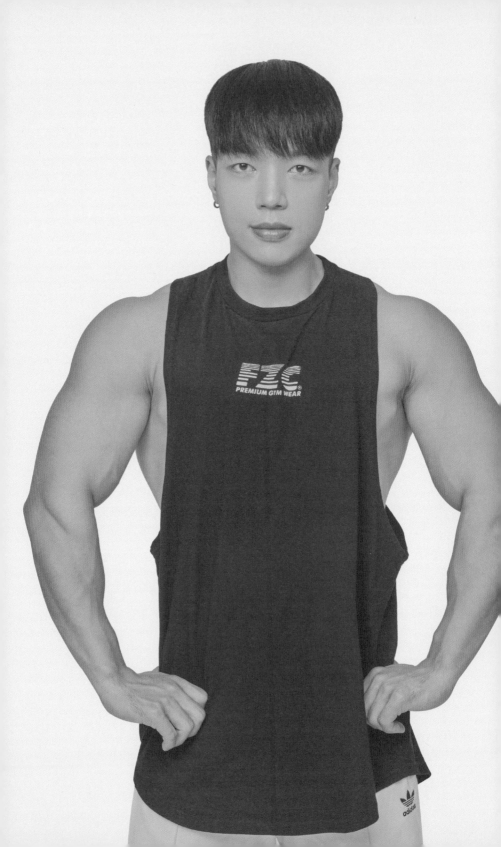

참고문헌

1. Physiology of Sport and Exercise 5th ed. / W. Larry Kenney, Jack H. Wilmore, David L. Costill.

2. Yang WH, Park H, Grau M, Heine O. Decreased Blood Glucose and Lactate: Is a Useful Indicator of Recovery Ability in Athletes? Int J Environ Res Public Health. Jul 29 2020;17(15).

3. Jae-myun Ko, Ji-young Ahn, Jin-seok Lee. (2020). The effects of regular vigorous- and moderate-intensity aerobic exercise on serum BDNF level, aging- and lifestyle disease-related blood components in middle-aged women. Korean Journal of Sport Science, 31(1), 11-23.

4. Chtara M, Chamari K, Chaouachi M, et al. Effects of intra-session concurrent endurance and strength training sequence on aerobic performance and capacity. Br J Sports Med. Aug 2005;39(8):555-60.

5. Riebe D, Franklin BA, Thompson PD, Garber CE, Whitfield GP, Magal M, Pescatello LS. Updating ACSM's Recommendations for Exercise Preparticipation Health Screening. Med Sci Sports Exerc. 2015 Nov;47(11):2473-9. doi: 10.1249/MSS.0000000000000664. Erratum in: Med Sci Sports Exerc. 2016 Mar;48(3):579. PMID: 26473759.

6. Øivind Rognmo, Eva Hetland, Jan Helgerud, Jan Hoff, Stig A. Slørdahl. High intensity aerobic interval exercise is superior to moderate intensity exercise for increasing aerobic capacity in patients with coronary artery disease. Eur J of Cardiovascular Prevention & Rehabilitation. 2004;

11:216.

7. Pinkerton, JoAnn V. "Premenstrual Syndrome (PMS) - Gynecology and Obstetrics." MSD Manual Professional Edition, MSD Manuals, Dec. 2020, https://www.msdmanuals.com/professional/gynecology-and-obstetrics/menstrual-abnormalities/premenstrual-syndrome-pms.

8. Lanza di Scalea T, Pearlstein T: Premenstrual dysphoric disorder. Med Clin North Am 103(4):613-628, 2019. doi: 10.1016/j.mcna.2019.02.007

9. Hunter GR, McCarthy JP, Bamman MM. Effects of Resistance Training on Older Adults. Sports Medicine. 2004/04/01 2004;34(5):329-348.

10. Seokgi Moon. Na-Ram Moon. Fively's Diet Physiology. Shock Books, 2022. ISBN: 9791197743009(13510)

11. Seokgi Moon. Na-Ram Moon. Fitvely's Exercise Hormone Physiology. Shock Books, 2022. ISBN: 9791197743016(13510)

12. Balbi C, Musone R, Menditto A, et al. Influence of menstrual factors and dietary habits on menstrual pain in adolescence age. European Journal of Obstetrics & Gynecology and Reproductive Biology. 2000/08/01/ 2000;91(2):143-148.

13. Regidor, Pedro-Antonio, Schindler, Adolf Eduard, Lesoine, Bernd and Druckman, Rene. "Management of women with PCOS using myo-inositol and folic acid. New Clinical data and review of the literature"

Hormone Molecular Biology and Clinical Investigation, vol. 34, no. 2, 2018, pp. 20170067.

14. Joe Leigh Simpson, Lynn B. Bailey, Klaus Pietrzik, Barry Shane & Wolfgang Holzgreve (2010) Micronutrients and women of reproductive potential: required dietary intake and consequences of dietary intake and consequences of dietary deficiency or excess. Part I – Folate, Vitamin B12, Vitamin B6, The Journal of Maternal-Fetal & Neonatal Medicine, 23:12, 1323-1343.

15. Jensen MD, Martin ML, Cryer PE, Roust LR. Effects of estrogen on free fatty acid metabolism in humans. American Journal of Physiology-Endocrinology and Metabolism. 1994;266(6):E914-E920.

16. Lizcano F, Guzmán G. Estrogen Deficiency and the Origin of Obesity during Menopause. BioMed Research International. 2014/03/06 2014;2014:757461.

17. Xu Y, López M. Central regulation of energy metabolism by estrogens. Molecular Metabolism. 2018/09/01/ 2018;15:104-115.

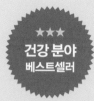

★★★ 건강 분야 베스트셀러

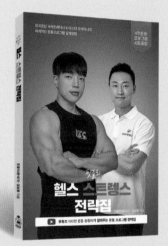

핏블리

헬스 스트렝스 전략집

핏블리(문석기)·김성용 지음 | 쇼크북스

저도 트레이너지만 핏블리 도움을 많이 받고 있어요! - Clair**
헬린이인 제가 이해할 만큼 설명이 쉽고 정확해요. - Nao**
백문불여일견! 영상과 사진으로 보니 이해가 쉬워요! - Brib*

운동은 열심히 하는것이 아니라
체계적으로 하는 것이다!

운동 순서와 횟수가 왜 중요하냐구요? "그게 헬스 입니다" 핏블리는 유튜브 104만 구독자가 믿고 보는 국제 트레이너 겸 스포츠 영양 코치다. 수많은 사람들이 몸을 만들기 위해, 운동을 열심히 한다. 그가 강조하는건 "운동은 목적에 맞게 운동 루틴을 설계해야 한다" 근비대가 목적이라면 근비대에 맞는 운동 루틴을 해야하고, 다이어트가 목적이라면 다이어트 루틴을, 지구력이 목적이라면 그에 맞는 루틴을 설계해야 한다고 강조한다. 특히 사람마다 필요한 근육을 만들 수 있는 개인화 된 운동루틴이 필요하다. 자칫 어려울 수 있는 웨이트 트레이닝을 핏블리와 공동저자 김성용 강사와 함께 집필한 만큼 쉽고 전문적으로 다룬 실전서 이다. 김성용 강사는 국내 몇 없는 마스터 트레이너로써 수 많은 트레이너를 양성할 만큼 전문성을 갖추었다. [핏블리 헬스 스트렝스 전략집] 은 헬스 초보자 부터 상급자 까지 이론서와 더불어 항상 곁에두고 읽어야 할 책이다.

전국 오프라인 서점 및 인터넷 서점에서 구입 가능합니다.

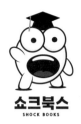

쇼크북스
SHOCK BOOKS

핏블리 여성운동 전략집
© 2022. 핏블리 문나람 all rights resrved.

펴낸날	초판 1쇄 2022년 8월 5일
	초판 2쇄 2022년 8월 19일
지은이	핏블리(문석기)
	문나람
발행인	핏블리
디자인	김소정

펴낸곳	쇼크북스
이메일	moon@fitvely.com

ISBN   979-11-979369-3-7 (03510)

쇼크북스는 독자 여러분의 책에 대한 아이디어와 원고 투고를 기다리고 있습니다.
책 출간을 원하시는 분은 이메일 moon@fitvely.com으로 제안해 주세요.

쇼크북스는 위기를 기회로 만드는 (주)핏블리의 출판 브랜드 입니다.